O SEGREDO DA QUEIMA DE 48 HORAS

CARO LEITOR,

Queremos saber sua opinião sobre nossos livros.
Após a leitura, curta-nos no facebook/editoragentebr, siga-nos no
Twitter@EditoraGente e visite-nos no site www.editoragente.com.br.
Cadastre-se e contribua com sugestões, críticas ou elogios.

Boa leitura!

VINÍCIUS POSSEBON

CRIADOR DO SISTEMA Q48, QUE AJUDOU MILHARES
DE PESSOAS A OBTER SAÚDE E BOA FORMA

O SEGREDO DA QUEIMA DE 48 HORAS

PERCA PESO RAPIDAMENTE
RESULTADOS DE 1 ANO EM 8 SEMANAS
15 MINUTOS DIÁRIOS
EXERCITE-SE EM CASA

Gente editora

Diretora
Rosely Boschini
Gerente Editorial
Marília Chaves
Editora
Carla Fortino
Estagiária
Natália Domene Alcaide
Editora de Produção Editorial
Rosângela de Araujo Pinheiro Barbosa
Controle de Produção
Karina Groschitz
Preparação
Entrelinhas Editorial
Projeto Gráfico
Neide Siqueira
Editoração
Join Bureau
Ilustrações
Mário César
Capa
Thiago de Barros
Foto da Capa
Roberto Lima
Revisão
Vero Verbo Serviços Editoriais
Impressão
Assahí Gráfica

NOTA DOS EDITORES
Antes de seguir qualquer orientação ou prática sugerida neste livro, é recomendável que consulte seu médico com relação à adequação do sistema para suas condições físicas e de saúde. Os editores, o autor e o ilustrador não se responsabilizam por nenhuma lesão ou dano resultante da prática dos exercícios constantes deste livro, ou pelo uso de qualquer técnica terapêutica nele descrita ou mencionada.

Rua Pedro Soares de Almeida, 114
São Paulo, SP – CEP 05029-030
Telefone: (11) 3670-2500
Site: http://www.editoragente.com.br
E-mail: gente@editoragente.com.br

Dados Internacionais de Catalogação na Publicação (CIP)
Angélica Ilacqua CRB-8/7057

Possebon, Vinícius
O segredo da queima de 48 horas: perca peso rapidamente. Resultado de 1 ano em 8 semanas. 15 minutos diários. Exercite-se em casa / Vinícius Possebon. – São Paulo: Editora Gente, 2015.
200 p.

Bibliografia.
ISBN 978-85-452-0081-9

1. Exercícios para emagrecimento 2. Emagrecimento 3. Qualidade de vida I. Título

15-1010 CDD-613.7

Índices para catálogo sistemático:
1. Exercícios para emagrecimento 613.7

À minha mãe, Cleone, e à minha irmã, Bruna,
que direta ou indiretamente sempre garantiram a
realização de qualquer sonho que eu tivesse.

Agradecimentos

Tanto o Q48 quanto este livro são fruto do meu trabalho e da confiança das pessoas que sempre acreditaram nele.

Antes de tudo, agradeço à minha mãe, Cleone, que foi mãe e pai ao mesmo tempo e me ensinou, na prática, conceitos de sobrevivência e garra. Mãe, você é o meu ídolo, a pessoa em quem mais me inspiro. Com sua humildade e sua simplicidade, ela me dotou de uma mentalidade de olhar sempre para a frente, com persistência e fibra.

Agradeço também a minha irmã, Bruna, que sempre me ajudou, dando-me estrutura para que eu conseguisse realizar meus sonhos quando eles ainda estavam surgindo.

Ao meu grupo de *mastermind*, que comprova todos os dias que a união faz a força. Aprendi com eles que o poder das pessoas que estão ao seu redor o ajuda a crescer muito depressa, anos-luz. Eles foram meu catalisador de sucesso.

Ao meu mentor, Érico, por ter me mostrado um novo caminho e aberto minha mente com relação a minha metodologia de treinamento. Você me ensinou como elevar a voz e fazer com que o Q48 chegasse ao maior número de pessoas, tanto no meu país quanto fora dele.

E, por último, mas não menos importante, a toda a equipe Q48, meus funcionários e terceirizados. Vocês hoje são com certeza mais do que 50% do treinamento. Agradeço imensamente a quem trabalha e trabalhou comigo. Tenham a certeza de que, depois que comecei a evoluir, escolhi trabalhar apenas com os melhores do Brasil.

Sumário

Introdução

Quem não quer se sentir bem com o próprio corpo, olhar-se no espelho e reconhecer a pessoa que está ali, seu valor, seu brilho nos olhos e ir além da estética? Sentir-se mais leve, pesar menos e conseguir atingir muito mais – ter o corpo como maior aliado e ferramenta para conseguir feitos incríveis? Ao longo da minha carreira como coach e personal trainer, presenciei a angústia que as pessoas sentem quando estão acima do peso e como é difícil para a maioria da população reverter esse quadro.

Este livro é o resultado de quase dez anos de pesquisa e mais de 35 mil pessoas que perderam peso a partir do programa que criei há menos de dois anos. O sistema Queima de 48 horas foi pensado a partir da necessidade de buscar soluções diferentes das dietas rígidas e da cultura de academia, que ainda entope as pessoas de suplementos, exige um comprometimento sobre-humano em termos de horas gastas com exercícios aeróbios e demonstrou ser um sistema fadado ao fracasso. Parece radical falar isso, mas pergunte a si mesmo: quantas pessoas você conhece que mal se matricularam na academia e já desistiram? Se a atividade física é algo tão bom para nós, por que há tantas desistências? Eu percebia que havia algo errado nesse sistema e que isso precisava de respostas.

Passei a observar como é praticamente impossível para uma pessoa comum cumprir as dietas e os exercícios impostos pelo senso comum hoje – e como, ao mesmo tempo, nenhuma dessas soluções funciona de verdade. Estatisticamente, a cada dia a população brasileira fica mais gorda, sedentária e com problemas de saúde.

Em pesquisa divulgada pelo Ministério da Saúde em abril de 2015,[1] ficou comprovado que 52% da população está acima do peso (o que mostra um aumento assustador, já que em 2006 a taxa era de 42,6%). Dessa quantidade imensa de brasileiros, 17,5% estão obesos. A obesidade gera inúmeros problemas de saúde e desconfortos físicos e sociais, e tenho certeza de que todas essas pessoas buscam soluções. Afinal, todo mundo quer ser saudável e levar uma vida longa e feliz.

Ao longo da minha carreira, meu interesse pelas emoções e pela fisiologia humanas me fez buscar um método eficiente de perda de peso que fosse além de uma simples preocupação e, no meu caso, ganhou o status de obsessão. Por muito tempo, li artigos, fiz testes, montei sistemas até chegar à solução do Q48. Ao longo deste livro, vou mostrar a você como a ciência comprova os resultados de que tanta gente hoje desfruta.

O que é a Queima de 48 horas?

Antes de tudo, acredito que posso resumir que a base do sistema de emagrecimento que criei é a premissa de que treinar 15 minutos por dia pode promover uma mudança tão grande no seu metabolismo que vai lhe permitir queimar gordura por mais 48 horas. A partir de muita pesquisa, aprendi que não importa quanto você queima durante o treino, e sim depois dele – ou seja, quanto você queima enquanto come, socializa, trabalha. A média a que cheguei é de 48 horas depois da atividade, mas esse resultado varia de pessoa para pessoa – algumas queimam até por mais tempo. Essa é a minha missão e uma verdadeira obsessão.

---

1 Formiga, Isabella. Excesso de peso atinge 52,5% dos brasileiros, segundo pesquisa Vigitel. G1, 15 abr. 2015. Disponível em: <http://g1.globo.com/bemestar/noticia/2015/04/excesso-de-peso-atinge-525-dos-brasileiros-segundo-pesquisa-vigitel.html>. Acesso em: ago. 2015.

Percebi que a maioria dos que se beneficiaram do sistema Q48 possui um perfil parecido: o programa funciona muito bem para pessoas comuns, aquelas que levam uma vida atribulada, trabalham muito, têm filhos, sentem preguiça de se exercitar, odeiam dietas de restrição calórica e exercícios de longa duração. Elas já estão tão cansadas, e seu tempo livre é tão curto que não têm como dedicar duas horas à academia. Neste livro, vamos mostrar, em depoimentos e estudos de caso, exemplos dessas pessoas de carne e osso que tiveram resultados impressionantes com o Q48.

O que não o desafia não o faz mudar

Ao longo do livro quero apresentar fatos científicos, um plano de ação para começar seu programa de emagrecimento e mudança de vida e, principalmente, a filosofia do sistema Queima de 48 horas. Além de um programa de emagrecimento, vejo o Q48 como uma nova maneira de viver e olhar para o mundo. Vou lhe apresentar as frases que me inspiraram ao longo da pesquisa e dos testes e que hoje motivam milhares de alunos. Antes de tudo, aceite o desafio – afinal, "o que não o desafia não o faz mudar". Repetirei isso muitas vezes, pois quem quer resultados de 1 ano em apenas 8 semanas precisa ter o gosto por desafios em dia, louco para começar. E para mudar!

Vou provar para você que é possível eliminar a gordura do corpo fazendo 15 minutos diários de atividades e sem ter de cortar o consumo de doces. Parece loucura? Parece impossível, utopia? Lembre-se, antes de mais nada, que qualquer ideia inovadora, que vai contra o senso comum de início, é tida como utopia.

Só me dê 15 minutos e em troca vou lhe oferecer a felicidade. Parece um pouco demais, mas foi justamente isso que inspirou a elaboração e a pesquisa por trás do sistema Queima de 48 horas. Como personal trainer, conheci muitas pessoas que sofrem com a própria aparência, como sobrepeso, com um cotidiano cada vez mais atarefado em que tudo parece prioridade menos o mais importante: a própria saúde. Afinal, hoje quem tem tempo para ficar horas na academia e conseguir o corpo que vai deixá-lo confortável?

Esse é um passo importante com relação ao futuro. Nas 8 semanas que proponho, você vai passar por um processo de transformação. Deixe seus dogmas longe do material que vem a seguir, pois você precisa estar com a mente aberta para que funcione. É a nova jornada do seu corpo.

Milhares de depoimentos comprovam a eficácia do sistema Queima de 48 horas, e isso me leva ao próximo passo: a publicação deste livro, que aprofunda as bases e a filosofia de tantos resultados e mostra a ciência por trás dessa nova forma de vida. Foram nove anos de muito estudo, mais de 1.400 artigos lidos e muita compilação teórica – e prática – testada em meus alunos. Isso fez do Q48 o programa de emagrecimento número 1 no Brasil.

Quando comecei a dizer que não haveria mais esteira, nas academias em poucos anos, alguns me chamaram de louco. No entanto, eu sempre soube que o treinamento para emagrecimento mudaria. Esse sistema já ajudou mais de 35 mil alunos a mudar de vida. Alunos que poderiam estar fazendo qualquer outra coisa, mas se apaixonaram pelos resultados que experimentaram logo no começo, envolvendo-se com a comunidade Q48. E é graças a essas pessoas que comprovamos que é possível, sim, emagrecer sem dedicar a vida toda a isso; é possível emagrecer e comer bem. Você não precisa entrar numa academia para começar seu processo de emagrecimento.

Dedique apenas 15 minutos por dia a exercícios e, comprovadamente, vai experimentar uma diminuição de 16% na vontade de comer – isso é tudo de que preciso, e vou lhe mostrar como.

Todo dogma aprisiona, só a consciência liberta

Esse provérbio de autoria desconhecida é o que guia boa parte da nossa filosofia. O exercício para emagrecer tornou-se um dos dogmas de nossa sociedade. Ele tem um peso quase religioso e já foi tão difundido que todo mundo sabe a "fórmula" – muito aeróbio, poucas calorias – que é pregada pelo senso comum. Desde 1915, o treino é o mesmo quando o assunto é perda de peso.

Convido você, leitor, a deixar seus dogmas de lado para experimentar essa nova forma de conseguir o resultado dos sonhos em menos tempo. Pense fora da caixa, consciência aberta. Pense que existem neste momento mais de 356 mil seguidores no Facebook[2] e 148 mil no Instagram[3] que têm testado e aprovado nossos resultados. Junte a eles mais de 184 mil inscritos no canal do YouTube,[4] o que ultrapassa mais de 8 milhões de visualizações de vídeos. Tudo o que é novo assusta, o que vai contra o senso comum assusta, mas já acreditamos um dia que não era possível ter mp3, internet e telefone em um só equipamento, até que alguém quebrou o paradigma e colocou o smartphone em nossa vida.

Para promover essa quebra de paradigmas, conto com a ajuda de médicos e pesquisadores. Além disso, passei horas em muitos webnários com nossa comunidade para comprovar como o sistema Q48 é efetivo e mostrar meu comprometimento em sempre melhorar o método para que você pare de apostar em fórmulas erradas. Minha missão é mudar a vida de mais de 1 milhão de pessoas até 2019. E é por isso que vamos expandir o sistema Q48 para livros e vídeos com a intenção de levá-lo ao maior número de pessoas. É por isso que acredito em você e em todo mundo que tem o desejo de mudar para melhor. Juntos, por um Brasil mais magro.

Comece com 5 minutos por dia para nunca mais ser sedentário. Não sou mágico e não quero transformar meus clientes em modelos ou estrelas de cinema, mas em pessoas comuns que vão à praia e se sentem bem com o próprio corpo. Pessoas que conseguem render no trabalho e têm relacionamentos mais saudáveis, porque possuem a saúde e a autoestima fortalecidas. Não queremos ser atletas, queremos ter vida social e usar o corpo como uma dádiva que ainda vai nos proporcionar muitas experiências positivas. Minha alegria é fazer com que você vá à praia e se sinta à vontade. É transformar um lugar lindo como esse em um palco de boas memórias, e não de constrangimento.

---

2 <https://www.facebook.com/queimade48horas>

3 <https://instagram.com/queimade48horas/>

4 <https://www.youtube.com/user/viniciuspossebon>

Comece hoje mesmo a entender como seu corpo realmente funciona e não olhe mais para trás. Você está prestes a conhecer o melhor de si mesmo.

Capítulo 1

Você não gosta do que vê no espelho

Seja sincero: você está feliz com o seu corpo? Sente orgulho ao se ver no espelho sem roupa, sente-se confortável na praia?

Se você está completamente satisfeito com seu corpo, ótimo, mas saiba que isso não é comum. Como disse na "Introdução", 52% da população do país está acima do peso ideal, ou seja, mais da metade dos brasileiros. Mesmo quando fortalecemos o emocional para lidar com a insatisfação com o peso, encarar essa situação está longe de ser fácil. Vivemos em uma cultura que nos avalia por nossa aparência, e as pessoas acima do peso sofrem um preconceito que é propagado pela mídia, repetido pela sociedade e ainda confirmado pela opinião de especialistas, que estão sempre mostrando os riscos que corremos: doenças cardíacas, diabetes, problemas de coluna, e por aí vai.

Quando recebo depoimentos (e eles são muitos), o mais triste é ver as pessoas afirmarem que, quando estavam acima do peso, mesmo inconscientemente se sentiam muito inferiores aos outros, viam-se como seres humanos de segunda classe e passavam metade do tempo se preocupando por não conseguirem emagrecer e a outra metade comendo, para aplacar a tristeza e a ansiedade. Não poder ter o prazer de estar livre, de comer por gosto e não por frustração, é uma vida muito pequena.

Assim, percebi que a insatisfação com o peso é um problema muito maior do que uma constatação sobre o físico. Tem a ver com não se sentir parte de uma turma, de estar com a autoestima baixa e se colocar simbolicamente como inferior ao namorado ou à namorada. É sair e não sentir que faz parte da multidão – o que está longe da sensação de ser único e especial, é o sentimento de estar deslocado, de ser observado e julgado por quem está à sua volta, é aguentar piadinhas "de gordo" e ter apelidos que, mesmo quando carinhosos, ainda machucam muito: gordinho, fofinho etc.

Quando uma mulher está acima do peso, ela pode até se arrumar toda para sair, mas ainda assim pode sentir que passa despercebida, por mais que esteja com a roupa mais linda do armário, com o cabelo perfeito. Ninguém repara nela, porque a primeira pessoa que não vê valor ali é ela mesma, que já perdeu o brilho pela própria imagem!

Ao engordar, somos invadidos pela sensação de que uma pessoa magra pode usar qualquer tipo de roupa. Fazer compras passa a ser uma verdadeira tortura, a numeração maior frequentemente é mais cara, os tamanhos grandes acabam antes, e você circula por horas e horas em um shopping center com a sensação de que deveria ter ficado em casa. Acontece aquele fenômeno estranho em que sair para comprar uma roupa nova, a fim de se sentir mais bonito, torna-se um momento em que você gostaria de ser invisível.

A vida é difícil para quem é obeso. Falta fôlego, sobra peso para os músculos carregarem, e a pessoa se cansa muito mais depressa. Infelizmente, também existe a cultura de que, se a pessoa é gorda, só pode ser porque não tem autocontrole. Não importa qual seja seu histórico de metabolismo, de doenças de família, de disciplina, o gordo é visto sempre como alguém que não se cuida. Ele tem menos oportunidades de socializar e até de arranjar um emprego, não porque não tenha capacidade, ou porque não seja interessante, divertido, inteligente, mas porque vivemos em um mundo que ainda não aprendeu a transpor a barreira da aparência. Já cansei de ver meus alunos completamente deprimidos ao lembrar-se de provocações que sofreram na infância e na adolescência, apelidos, musiquinhas cruéis, vigilância e repressão dos adultos em todas as refeições.

E mesmo que a pessoa não seja obesa, ela pode se incomodar por estar acima do peso, e ela sente isso porque se conhece muito bem. Assim, estar acima do peso vai persegui-la: na calça que não fecha, na barriguinha que a faz apagar a luz do quarto para tirar a roupa, no sentimento de inferioridade em relação ao corpo que já teve quando era mais magra e que com certeza a fazia mais feliz do que agora.

Essa comparação e as próprias acusações incessantes trazem consequências práticas muito sérias. Por exemplo, a pessoa para de sair, pois, como as roupas não servem mais, não tem mais vontade de se arrumar e, assim, perde a autoestima. Junto com ela vão embora momentos importantes, como a convivência com os amigos e a possiblidade de uma vida amorosa prazerosa. Vem, então, a falta de amor por ela mesma, ao pensar: "Do que adianta ir a um restaurante tão caro se estou gorda? Melhor ficar em casa". Ou então passa todo o churrasco à beira da piscina com a roupa por cima do traje de banho com medo dos comentários da família sobre como engordou, das olhadas de canto de olho dos primos, das tentativas de sugar a barriguinha saliente que nunca dão certo. Estar acima do peso se torna uma luta psicológica contra ela mesma, contra seu senso de valor pessoal, todos os dias.

Se você digitar "Como emagrecer rápido", o Google vai retornar mais de 600 mil respostas em meio segundo.[1] Afinal, as pessoas realmente estão desesperadas por uma solução, e os meios de comunicação, as academias, os fabricantes de suplementos, as clínicas de estética e os SPAs estão todos muito atentos para lucrar com a infelicidade das pessoas acima do peso. Entretanto, se todo mundo emagrecer e ficar bem consigo mesmo, do que eles vão viver? Como essa indústria gigantesca destinada a fazer as pessoas emagrecerem vai sobreviver? Os planos feitos por esses ditos especialistas estão fadados ao fracasso desde a concepção.

E as pessoas não desistem, porque a natureza humana é realmente muito boa. Todos os dias mais gente procura ajuda com endocrinologistas, nutricionistas, nutrólogos, personal trainers, massagistas (e suas massagens modeladoras que mais parecem surras) e todo tipo de vodu que se possa imaginar. Todos esses especialistas repetem sempre o mesmo discurso: esforce-se mais. Gaste mais tempo com isso. Gaste mais dinheiro com isso. Pense muito nisso. Faça de sua vida uma rotina militar. Faça com que sua alimentação gire em torno de tentar ser uma pessoa de peso normal, e que comer deixe de ser um momento de entrar em contato com novas sensações, de socializar, de sentir saciedade e prazer.

Assim, toda vez que alguém não consegue cumprir com esse contrato desumano, sempre que não pode gastar duas horas do seu dia já corrido na academia, bate a sensação de fracasso, de que é preguiçoso, e a autoestima cai mais uma vez. E isso gera um ciclo de tristeza e depressão, de decepção consigo mesmo, de descrença na capacidade de se superar. Além de se sentir fisicamente menos atraente, vem o

---

[1] Pesquisa feita em 19 de julho de 2015, às 18h05.

adicional de mal-estar: a pessoa se vê como alguém que não esperava ser. Alguém menor e mais fraco, de quem não se orgulha, que não cumpre com o prometido e acaba comendo aquela lasanha deliciosa, mas depois morre de culpa.

Para as mulheres isso pode ser especialmente difícil. Já ouvi depoimentos de mulheres que terminaram relacionamentos e perceberam que a convivência com o parceiro lhes fizera engordar 10, 15, 20 quilos. E para onde foi o senso de imagem dessas pessoas? Para onde foi a capacidade de se sentir sexy, desejada, livre? Enquanto isso, elas ainda são constantemente bombardeadas por imagens de mulheres que não existem, retocadas em revistas, muito mais magras do que uma pessoa saudável deveria ser. Isso mina a confiança na própria capacidade de se reerguer.

Vi relatos de quem já tentou tantos regimes, tantos programas de exercício, que chegou a perder a esperança de conseguir qualquer resultado. Essas pessoas internalizaram o discurso de que o problema está nelas, e não na realidade em que vivem; já se tornaram congeladas pelo medo de se expor de novo em uma academia e não obter nenhum resultado, e, assim, no final, desistirem mais uma vez.

Afinal, muitas vezes as pessoas até conseguem emagrecer, mas o resultado não dura, porque o metabolismo delas não se alterou. E com frequência é mais fácil desistir quando ela fura aquela dieta da moda, pois um brigadeiro coloca tudo a perder, e quem cedeu a ele já pensa que é um caso perdido. Nós não deveríamos ter de pagar um preço tão alto por um deslize tão pequeno, concorda? O efeito sanfona começa a aparecer, e muitos de nós vivemos isso a vida inteira. Emagrecer, sempre com muito esforço e sofrimento, e engordar ciclicamente, com muita frustração a cada novo ganho de peso. Sem falar em quanto o organismo fica desregulado, nos hormônios que não são produzidos na quantidade correta e nas estrias que aparecem pelo corpo por causa das mudanças bruscas de volume.

Enquanto isso, essas pessoas são cobradas diariamente para que tenham um corpo magro e lindo, e, junto com essa mensagem, vem uma ainda mais perversa: só depende de você. E é aí que o discurso da indústria do emagrecimento se torna ainda mais sinistro, pois ele exige que a pessoa se responsabilize totalmente pelo seu emagrecimento. Que não busque milagres, que tenha disciplina militar, que deixe as dietas da moda de lado e se concentre em dieta e exercícios. Muito exercício e muita dieta, na verdade, pois mesmo a reeducação alimentar muitas vezes cai em extremos. A pessoa confia nesse sistema, mas ele lhe dá regras impossíveis de ser seguidas e ao mesmo tempo diz que a responsabilidade é toda dela. O fracasso é todo dela. Ela não pode culpar o médico, os remédios, a genética, o treinador, mas precisa ter consciência de seus atos, fazer escolhas melhores e ser perfeita.

Cultuar o corpo é a religião do século XXI, e acredito que o senso comum das academias, e as horas que pedem que as pessoas passem na esteira, está muito perto de quando acreditávamos que uma boa benzedeira salvaria as crianças de uma pneumonia. Enquanto isso, a população sofre com a eterna guerra com a balança, com a sensação de fracasso, com aquela dieta que tentou emplacar (sempre numa segunda-feira!) ou um novo suplemento que promete queimar gordura. A cada recaída desse sistema impossível de manter, parece que é ainda mais difícil ter o corpo com o qual sempre sonhamos.

E ainda tem a máxima largamente divulgada: tente pensar como magro, coloque a comida como um combustível, no lugar ao qual ela pertence. Você já viu magro repetir o prato? Já viu magro ter desejo de doce? Por que você não pode ter a cabeça de magro? Literalmente, a indústria da dieta pede que sejamos outra pessoa, desde a cabeça até a ponta do dedão do pé.

No entanto, isso não é possível, porque cada um tem as próprias necessidades. Você não pode evitar de ser você mesmo. É um absurdo pedir que mude sua mentalidade com a intenção de desejar menos as coisas de que gosta. E é por isso que defendo: seu fracasso em emagrecer não é culpa sua.

A culpa não é sua

Já entendemos que estar acima do peso não é bom; que se trata de tudo, menos de uma vida fácil de pessoas preguiçosas. Estar acima do peso deforma a visão que temos de nós mesmos, traz pressão social e muita frustração. Também acredito que ficou claro que as pessoas buscam, sim, soluções para o emagrecimento. O Brasil é o segundo país no mundo em número de academias, e mesmo assim a população está cada vez mais obesa, especificamente 10% mais gorda em um espaço de oito anos. E por que isso acontece?

Os regimes escravos sugeridos são ridículos, tanto em termos de exercícios quanto de dieta. E ainda vêm com o bônus de deixar-nos deprimidos, porque não conseguimos cumprir um plano que está fadado ao fracasso e que vai exigir uma disciplina que ser humano nenhum consegue ter na vida moderna.

Muitos colegas personal trainers buscam a típica receita de bolo, de copiar o que o outro faz, reforçando um senso comum que não cabe para todos. E que, em particular, se pensarmos estatisticamente, está longe de ser unanimidade em termos de resultados.

Existe uma história pela qual passei que exemplifica muito bem esse cenário. Há alguns anos, sofri um acidente na academia: tive o dedo indicador esquerdo decepado. Ao correr para o hospital com um amigo, tive de insistir muito para que o médico costurasse meu dedo de volta, e ele o fez, muito a contragosto. O resultado é óbvio: meu dedo foi mal costurado em virtude do péssimo atendimento e necrosou. Quando procurei um especialista em mãos, ele explicou o que havia acontecido e, como uma última tentativa de salvar meu dedo, faz um enxerto.

E o que a história de meu dedo tem a ver com sua dificuldade de perder peso? Pense que eu estava sob a responsabilidade de um especialista pedindo para ser atendido e confiava plenamente em seu julgamento, mas quase perdi o dedo em razão disso. Então, fui a outro especialista, e este, sim, tinha a solução perfeita para me ajudar. A culpa seria minha se estivesse sem dedo hoje? Eu poderia ser culpado pela falta de envolvimento do primeiro especialista e pela falta de vontade dele de encontrar uma solução e sair do senso comum, que seria amputar meu dedo? Graças a Deus, meu amigo me ajudou naquela hora e me fez insistir mais com o primeiro especialista para garantir pelo menos alguma chance para meu dedo. No entanto, como mero mortal, eu não podia prever o que ia acontecer.

A lição é: não é possível prever que aquele especialista no qual você confia é o certo para você e para seu problema.

Em outras palavras, você chega ao consultório e o especialista fala tudo o que tem de fazer. Você sabe que ele é o especialista, então só lhe resta acreditar nele, uma vez que confia nesse profissional.

Agora leve meu exemplo para sua vida. Quantas vezes você se matriculou na academia, não compareceu ao treino todos os dias e acabou desistindo? A culpa não é sua. Não é possível prosseguir com um treino que exige entre 1 hora e meia e 2 horas do seu tempo – como a maioria dos treinos de academia pede. Você trabalha 8 horas por dia (no mínimo, quando o dia está tranquilo), precisa dormir mais 8 horas para estar descansado e funcionar bem no dia seguinte, e só lhe sobram 8 horas para todo o resto da vida: comer, socializar, ler, ver um filme, conversar, estudar.

Então, vamos analisar, imagine tirar 2 horas para malhar das 8 horas que lhe sobram? A conta não fecha. Não fecha em dois aspectos: primeiro, no social, você precisa viver a vida, você é um ser humano, e segundo que não fecha em termos de metabolismo, algo que vou explicar em detalhes nos capítulos a seguir. Você foi a um especialista (o treinador da academia), confiava nele, estava disposto a tentar uma solução, mas o especialista sugere algo errado, chato, desmotivante. Digo e repito: o exercício de longa duração não ajuda a emagrecer.

Você deve conhecer alguém que, de fato, emagreceu depois de muito treino e de uma dieta restritiva. No entanto, o problema de emagrecer usando esse método como base é que a pessoa recupera o peso num prazo de aproximadamente 6 meses. Existem centenas de estudos que demonstram a ineficácia do aeróbio de longa duração. O pesquisador holandês Van Aggel Leijseen publicou em 2001 um artigo que comprova que, quando se compara um grupo de pessoas que faz somente dieta com outro que está engajado em aeróbio de longa duração, quem ficou só na dieta emagrece o mesmo que quem faz dieta e exercício aeróbio. Assim, pessoas engajadas em atividades aeróbias de longa duração perdem apenas uma coisa: seu tempo.

No artigo "Fat can rebound but muscle doesn't bounce", Ben Cook reúne provas de diversos pesquisadores para demonstrar que o exercício aeróbio exige um comprometimento de tempo muito grande e não se mostra tão efetivo quanto um treinamento curto que use a potencialidade de nossos músculos – que está prevista em termos evolutivos, uma vez que a humanidade tem o corpo preparado para "carregar coisas, levantar pesos, pular, lutar...", como o próprio Cook afirma.

Cook foi ainda mais longe e provou que o exercício de longa duração pode engordar. Ele compara a prática ao conhecimento comum de que muitas vezes uma dieta rigorosa gera um efeito rebote de armazenamento de gordura e hidratos de carbono. Isso porque alguns sistemas de armazenamento de nosso corpo reagem à privação extrema (gordura, carboidrato, proteína, água, sódio, hemoglobina etc.), assim, o estresse pode iniciar reações de proteção que retardam a mobilização de substratos armazenados e, em alguns casos, aumentam o potencial de armazenamento.

Um estudo de 2007 conduzido por Laye, Thyfault, Stump e Booth demonstrou que, quando os ratos colocados na roda de corrida foram forçados a parar de correr, suas reservas de gordura aumentaram. Isso parece um resultado previsível, com a exceção de que, durante todo o estudo, a ingestão calórica ativa dos ratos permaneceu a mesma. Assim, a gordura obtida foi independente da ingestão de alimentos. Além disso, os ratos ganharam mais gordura durante o pós-exercício do que aqueles que permaneceram sedentários. Esse estudo sugere que o tipo de exercício realizado produziu um rebote no tecido adiposo dos ratos. A preocupação com o rebote além do choque de exercícios inicial (quando sempre se perde peso) torna a escolha pelo aeróbio de longa duração menos vantajosa para quem quer perder gordura.

Por isso, algo que me deixa realmente bravo são as horas passadas na academia em cima da esteira, pois sei que aquilo não vai funcionar, vai gerar tristeza, lentidão para atingir os resultados e frustração.

O mesmo vale para as dietas de passarinho, isso também não funciona. É só escravidão, uma escravidão que você impõe a si mesmo. E isso nos leva ao...

Ciclo do colapso do emagrecimento

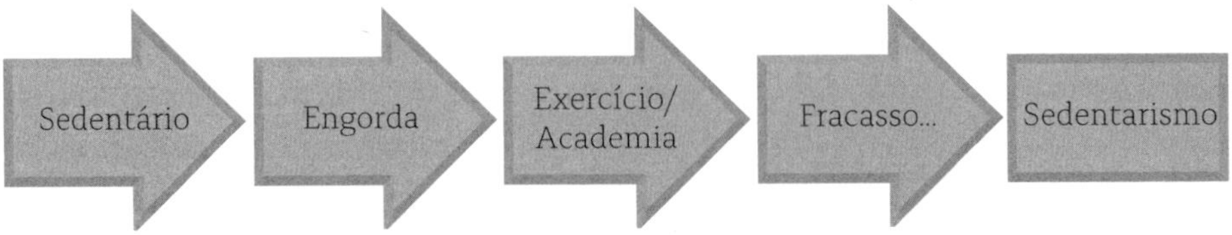

Você vai para a academia, cumpre o treino de musculação e ainda faz 40 minutos de aeróbio. Ao todo, vai consumir algo em torno de 500 calorias. Você queima essas calorias apenas durante o treino, e seu metabolismo se altera muito pouco. É aí que o erro começa, porque, quando buscamos a solução, ela está errada. O que importa mais é o gasto calórico fora do treino, isto é, a alteração do seu metabolismo no processo de repouso. Seria algo assim: você treina e ativa o gatilho que faz com que seu corpo consuma gordura enquanto você está sentado, deitado etc.

Durante minha carreira como personal trainer e coach, eu compreendia todas as dificuldades das pessoas acima do peso em termos emocionais. E, como já disse, mesmo apresentando uma felicidade tão baixa, os índices de obesidade e sobrepeso não param de aumentar; não é bom estar acima do peso, mas esse parece um ciclo impossível de quebrar.

Em minhas pesquisas, constatei que uma pessoa obesa custa mais de 7 mil dólares por ano para a sociedade. A informação sobre alimentação e exercício estava disseminada, e isso me fazia raciocinar o seguinte: por que as pessoas estão cada vez mais gordas? E aquelas que tentam emagrecer, por que não emagrecem? Por que é tão difícil reverter esse quadro?

O ciclo do colapso do emagrecimento se dá pelos seguintes fatores: falta de tempo, exercício monótono, dietas altamente restritivas, muito gasto em suplementos e pós mágicos e distanciamento de uma vida saudável de verdade.

Em 2006, por meio de muito estudo, e até pela análise empírica do motivo pelo qual as pessoas não perdiam gordura, descobri uma nova modalidade de treinamento, muito eficaz, que só estava difundida nos Estados Unidos. Decidi, então, investir tempo e dinheiro para estudar aquele tipo de intervenção. O que descobri foram fatos inacreditáveis e que vão totalmente contra o discurso atual da área de fitness. E sobretudo contra a recomendação de deixar as pessoas na esteira ou no parque exercitando-se por mais de uma hora encharcadas de suor.

Quero deixar claro que não tenho nada contra o exercício aeróbio contínuo, mas posso garantir que ele não é, nem de perto, a melhor estratégia para perder gordura e se tornar mais saudável por dois grandes motivos. Primeiro, hoje não se tem tempo para mais nada, e exercitar-se por no mínimo 60 minutos para ter resultado não é algo que a maioria das pessoas consegue. E segundo, e mais importante: os efeitos bioquímicos desse tipo de exercício são praticamente inócuos para quem quer perder gordura. Em outras palavras, as ativações de enzimas que reduzem gordura e produzem gasto calórico são insignificantes.

Olhe o exemplo deste estudo científico publicado em 2003: o pesquisador Donnelly selecionou 131 pessoas com sobrepeso e as dividiu em dois grupos. O grupo A fazia exercício aeróbio contínuo 5 vezes por semana por 45 minutos (isto é, totalizando 3 horas e 45 minutos de exercício por semana) e o B serviu apenas como grupo de controle. O acompanhamento foi feito por 16 meses, ou seja, quase um ano e meio.

Todos os participantes tiveram a alimentação controlada e, ainda, foi medido o gasto calórico diário (por meio do método da água duplamente marcada). Vamos aos resultados: os homens tiveram um gasto calórico semanal de aproximadamente 3.300 calorias, apresentando déficit calórico de 350 kcal/dia. Para você entender melhor, no fim do dia, depois de terem feito os exercícios e se alimentado, eles estavam com um déficit de 350 kcal, isto é, haviam gastado mais calorias durante o dia do que ingeriram. E isso seria um ótimo indício de que emagreceriam. Já as mulheres tiveram um gasto calórico semanal de 2.200 kcal, apresentando déficit calórico de 200 kcal/dia. Ou seja, no fim do dia, depois de terem feito os exercícios e se alimentado, elas estavam com um déficit de 200 kcal, também um bom sinal de que perderiam peso.

Agora quero que vocês façam os cálculos comigo, vamos lá: 7.700 calorias representam 1 quilo de gordura, isto é, quando se totaliza esse déficit calórico se perde 1 quilo de gordura. Vamos ver quanto de gordura os homens perderiam, então: 16 meses representam 486 dias, logo 486 dias × 350 kcal de déficit calórico = 170.100 kcal de déficit calórico ao longo de quase um ano e meio. Os homens deveriam, assim, emagrecer 22 quilos. Vamos ver agora quanto de gordura as mulheres perderiam: 16 meses representam 486 dias, logo 486 dias × 200 kcal de déficit calórico = 97.200 kcal de déficit calórico ao longo de quase um ano e meio. As mulheres deveriam, assim, emagrecer 13 quilos. No entanto, você sabe quais foram os resultados do estudo? Os homens perderam 5 quilos (isso mesmo, apenas 5 quilos fazendo todos os exercícios e dieta), e as mulheres, somente 200 gramas.

Você já deve ter ouvido muitas vezes e lido também: "Ah, faça qualquer atividade física que funciona, tente uma caminhada". Isso vai contra as evidências científicas. E, para emagrecer, será que o necessário é somente gastar calorias? Não é bem assim que funciona, por isso fazer qualquer atividade física não emagrece. É como chegar ao médico e reclamar de dor de cabeça e o médico dizer: "Tome qualquer remédio que lhe parecer bom, vai ajudar". Já imaginou? Não adianta, você precisa de determinada indicação para determinada situação. O mesmo funciona com exercícios. Estudo emagrecimento há mais de nove anos, e, sim, existe muita gente magra caminhando, mas precisamos desconstruir essa crença.

Em 1992, Hardman verificou esse cenário. Ele analisou dois grupos ao longo de um ano: um deles com 28 mulheres que faziam caminhada e o outro com 16 mulheres que não faziam nada. O grupo da caminhada praticava 175 minutos por semana, com sessões de no mínimo 21 minutos. A ingestão calórica também foi controlada nesse período e não se alterou. Como resultado, quem não fez o exercício saiu de 34,9% de gordura para 35,4%. Quem fez um ano de caminhada, cuidando da ingestão calórica, apresentou um déficit calórico de 44 mil calorias, que deveria representar a perda de 5,7 quilos de gordura. No entanto, a taxa de gordura corporal desse grupo foi de

36,1% para 37,1%, ou seja, aumentou! Caminhando em média 5 a 6 vezes por semana por, pelo menos, 21 minutos, e o percentual de gordura ainda aumentou. O corpo criou mecanismos de supercompensação. Portanto, o estudo questiona o déficit calórico como estratégia de emagrecimento.

O sistema Q48 não se prende à questão do déficit calórico para emagrecer, e, sim, nas alterações bioquímicas sofridas pelo corpo, nas adaptações de hormônios e na alteração enzimática. Uma sessão pode queimar menos calorias, por exemplo só 200 kcal, mas depois disso você sente os efeitos desse estímulo pelas próximas 48 horas. Na caminhada você pode gastar 300 calorias, mas o metabolismo diminui nos momentos de repouso.

Não caia no conto de que "qualquer atividade física que lhe der prazer vai servir". Eu, como professor de educação física, não posso concordar com isso. Assim, desenvolvi o sistema para emagrecimento baseado em exercícios intervalados de alta intensidade, que é definido como um valor subjetivo, varia de pessoa para pessoa. Para quem é sedentário, subir um lance de escadas devagar pode ser algo de alta intensidade, desse modo você verá aqui o programa dividido em níveis como iniciante, intermediário e avançado. Você precisa tomar o remédio correto para a doença específica.

Qualquer um desanimaria com esses resultados que os estudos apresentaram. Por isso, esqueça, você nunca mais precisará se matar na esteira, no elíptico ou na bicicleta para emagrecer e permanecer saudável.

Conheça Reinaldo Pellegrino, 58 anos e menos 35 kg de gordura

Reinaldo Pellegrino, geólogo carioca, é um verdadeiro exemplo de como o Q48 é democrático. Ele me contou que havia trabalhado com petróleo no começo da carreira, mas passou um bom tempo depois disso fora da área. Ele sempre foi muito ativo, gostava de exercícios físicos, mas quando voltou a trabalhar com petróleo se viu preso em uma rotina de muito confinamento, só trabalho e comida o tempo todo. Desse modo, ao retornar para casa sempre estava exausto.

Essa rotina o deixou muito ansioso e estressado, e Reinaldo chegou a pesar 117 quilos. Foi quando bateu o desespero para melhorar suas condições de vida. Ele relata que sentia mal-estar com qualquer atividade, tinha dificuldades para executar tarefas simples do dia a dia, como amarrar um sapato, apresentava problemas de refluxo e muitos outros para dormir. Então, resolveu mudar sua vida aos 58 anos.

Primeiro, ele reviu seus hábitos alimentares e, ao pesquisar métodos de perda de peso, encontrou os links do sistema Q48, que o orientou a fazer a queima de gordura de forma rápida e absoluta. Ele já não tinha muito tempo para tantos exercícios e confiou no método, pois percebeu que havia uma base científica ali.

Reinaldo começou a aplicar o sistema, mas, com 117 quilos, sentia diversas limitações, pois, além do sobrepeso, estava com três hérnias de disco. Ele relata que, nos primeiros dias, mesmo com pouco tempo de treino, sentia-se muito cansado, por conta de seu extremo sedentarismo. Aos poucos, porém, com Q48 aliado à dieta, começou a perder a massa gorda e teve uma queima fantástica: 35 quilos em 3 meses.

Atualmente, ele pratica o Q48 e não sente mais dificuldade; comprovou para si mesmo a efetividade do treino e segue firme no programa. O sistema lhe deu vontade de se envolver em outras atividades físicas, e Reinaldo afirma que, observando o próprio exemplo, recomenda o programa para qualquer idade, em qualquer estado de saúde.

Ele conta que, depois de seu processo de emagrecimento, participou de um encontro com colegas de trabalho da plataforma petrolífera e mal foi reconhecido! Ele pretende envelhecer com saúde e qualidade de vida, pois antes era doente e não sabia, mas hoje planeja um futuro mais saudável. Depois do Q48 ele aprendeu que queimar gordura e ativar a produção de hormônios dos quais seu corpo precisa é melhor do que qualquer remédio. Além disso, para ele, ser um indivíduo ativo é o melhor remédio que existe para a saúde. O programa lhe deu autoestima, uma vez que se sente não apenas mais magro, mas mais forte: física e mentalmente.[2]

Então, o que tenho a dizer é o seguinte: é possível usar um meio mais eficaz de transformar seu corpo sem ter de permanecer horas e horas na academia se exercitando. E esse sistema pode durar somente 15 minutos e ser praticado de 2 a 6 vezes por semana. Ele é apoiado em bases científicas e práticas, pois já o testei em centenas de alunos. O nome disso é: Treinamento Intervalado de Alta Intensidade, que pode tornar seu metabolismo ativo e fazê-lo queimar gordura por até 48 horas após o treino. Isso significa dizer que, se você treinar na segunda à noite, até quarta à noite, quando estiver assistindo a um filme, estará acelerando a queima de gordura. Costumo chamar esse efeito de Queima de 48 horas. Está preparado para passar por essa grande mudança?

---

[2] Assista ao vídeo com a história completa do Reinaldo em: <www.livroq48.com/reinaldo-pellegrino>.

Capítulo 2

O desenvolvimento do método que vai mudar sua vida

Quando comecei a desenvolver o sistema Queima de 48 horas, notei que era minha obrigação ser muito rígido quanto à metodologia. Parti do princípio de que minha primeira intenção era resolver o ciclo do colapso do emagrecimento na vida das pessoas. Não tenho medo de deixar o peso da responsabilidade em meus ombros, porque entendo que cada aluno toma a decisão final de aderir ou não ao Q48, mas, para quem decide seguir o programa, responsabilizo-me pelos seus resultados. Não tenho problema em assumir esse risco, pois acredito muito no método, e eis aqui como pensei nele.

Preferi seguir o caminho oposto. Pensando no contexto em que vivemos, é possível afirmar que a ciência se modifica, as pesquisas mudam e nós precisamos nos atualizar e alterar as soluções – em especial aquelas que não surtem efeito. Eu acredito na velha máxima de que não existe maior loucura do que fazer sempre a mesma coisa repetidamente, ver que aquilo não dá certo e ainda assim continuar fazendo na tentativa de obter resultados diferentes. Isso não faz sentido. Para obter resultados diferentes, você precisa fazer algo diferente. É pura lógica.

Quando falo sobre o sistema Q48, muitas vezes recebo comentários irônicos que o tratam como "a pílula mágica", e acho importante deixar claro, neste momento, que não acredito em solução ou pílula mágica.

Isso não existe! O que chegou mais perto de um resultado mágico foi a lipoaspiração: você gasta muito dinheiro, dorme e acorda mais magro. E com muita dor de pós-operatório, sem mencionar o risco que há em cirurgias desse tipo.

No que concerne a exercício físico e diminuição de peso, alguns estudos têm sugerido que o treinamento aeróbio contínuo não traz uma redução maior de tecido gordo quando comparado a simplesmente aderir a uma dieta (Hansen; Dengel, 1994; Van Aggel-Leijssen; Hardman, por exemplo). Donnelly, em seu estudo de 2003, ainda comprovou que, quando ocorre a perda de gordura pelo aeróbio, o efeito é ínfimo.

E, ainda mais, esse tipo de exercício exige grande disponibilidade de tempo. Martin Gibala, que fez pesquisas importantes para a área e ainda será citado outras vezes até o final deste capítulo, comprovou que um dos principais motivos para não praticar exercício físico é a falta de tempo, que é considerada o maior obstáculo para as pessoas no dia a dia.

Minha intenção era oferecer um método seguro, efetivo, que respeitasse algumas premissas:

- O tempo limitado das pessoas para treinar;
- O funcionamento do metabolismo;
- O máximo de resultado por minuto de atividade.

E, como não existe pílula mágica, sempre estive muito consciente de que o corpo humano não apresenta resultados da noite para o dia. Assim, seria mais realista que o sistema proporcionasse para as pessoas um resultado mais rápido, mas não inconsequente: um desafio de 8 semanas.

Em 2 meses você experimenta uma mudança intensa no próprio corpo. Não é uma fórmula mágica, é esforço bem dirigido e aplicado na direção certa. Proponho nos próximos capítulos o programa de 8 semanas para lhe oferecer uma estrutura de evolução entre os treinos e lhe dar tempo de medir o progresso de seus resultados. Mas saiba que o tempo dedicado ao Q48 quem estabelece é você, e mais ninguém.

Tudo dependerá de sua disponibilidade, de seu condicionamento e de quanto tempo precisa em cada fase até se sentir pronto para a seguinte. O objetivo é que você veja os resultados muito rapidamente e então consiga motivação para treinar o ano inteiro depois disso. Não se trata de, depois desse período, ter "alta" do Q48; esse programa se transformará em seu novo estilo de vida.

Acredito que o exercício aeróbio de longa duração tem uma realidade muito frustrante. Ele não é nem de perto a melhor forma de perder gordura, e torna-se um grande gasto de tempo e energia que não traz muito resultado. A maioria das pessoas que consegue emagrecer com treinos longos de aeróbio ao longo do tempo começa a ganhar peso de novo na primeira oportunidade.

No sistema Q48, cada minuto de atividade precisa entregar resultado para além de sua duração. Sigo aqui mais uma das minhas máximas: para chegar aonde a maioria não chega, você precisa fazer o que a maioria não faz.

Se, inscrevendo-se em academias e tentando uma dieta diferente por mês, seu resultado até hoje não mudou, e você, mesmo assim, permanece sedentário e acima do peso, precisa mudar de plano – e a hora é agora!

Como visto anteriormente, o treinamento intervalado de alta intensidade pode ativar seu metabolismo para que queime gordura por até 48 horas após o término da sessão. Para ativar esse gatilho poderoso de queima, porém, algumas considerações devem ser feitas:

- O máximo de esforço deve ser feito entre 10 e 60 segundos;
- É preciso fazer intervalos de descanso (que podem ser entre 10 e 60 segundos) entre os esforços máximos;
- Como esse treinamento é mais intenso, não são necessárias horas e horas de treino; em poucos minutos o gatilho já é ativado (em geral, entre 4 e 30 minutos no máximo, de acordo com os esforços e os intervalos de descanso).

Dessa forma, o treinamento proporciona três fatores que ativam o gatilho da Queima de 48 horas:

- Um grande número de grupos musculares é utilizado, elevando abruptamente o gasto calórico;
- Como se trata de um treinamento mais intenso, a ativação de algumas enzimas e hormônios que reduzem gordura corporal é potencializada;
- Como o desgaste dos substratos de energia é grande, o corpo demora mais para fazer a reposição, o que significa que deve trabalhar mais para reestabelecer o equilíbrio quando está em repouso.

É possível queimar gordura por 48 horas fazendo exercícios sem equipamentos?

A pergunta primordial que todo mundo sempre me fez foi "Será que o sistema Q48 realmente funciona?". Para respondê-la, mostrei por meio de centenas de estudos de caso, vídeos e fotos em minhas redes sociais que é possível, sim, emagrecer com poucos minutos de exercício e sem equipamentos. Outra pergunta que também me faziam era: "Mas é possível queimar gordura por até 48 horas? Como funciona? Por apenas 15 minutos, sem equipamentos e apenas com o peso do corpo? É possível?".

Depois de uma infinidade de perguntas, convidei o doutor César Marra[1] para uma palestra on-line e ao vivo sobre o assunto com a intenção de somar a experiência dele às pesquisas que eu já havia feito, dirimindo assim qualquer dúvida sobre o funcionamento do Q48 em termos científicos.

O doutor Marra é formado em Educação Física, especialista em Fisiologia do Exercício, mestre na área de exercício de alta intensidade voltado para o emagrecimento e doutor em saúde coletiva. Na palestra que foi assistida por mais de mil pessoas, ele destrinchou como funciona o sistema mais vendido do Brasil e que possui os maiores casos de sucesso nessa modalidade de treino. Este capítulo é um resumo do que falamos, somado aos artigos e às referências que levantei ao longo dos anos. Tentarei deixar o tema o mais claro e simples possível.

Desenvolvi esse sistema com a intenção de liberar as pessoas dos regimes escravos de exercício e academia. Como já disse, minha missão é mudar a vida de 1 milhão de pessoas até 2019, e por isso é muito importante que você entenda esse sistema. Minha intenção é explicar não apenas o "como" do Q48, mas também mostrar o "porquê" do sistema, de onde saíram essas ideias. Você precisa saber que o Q48 não surgiu de repente, e o caminho que percorri para chegar ao sistema de

---

[1] Assista à palestra completa com o doutor César Marra em: <www.livroq48.com/palestra-dr-marra>.

treinamento mais vendido do Brasil, com mais de 35 mil alunos, foi de muita revisão de literatura na área e de pesquisa.

Qualquer pioneiro em algum mercado ou nicho que abre a porta para uma nova área é sempre muito questionado. E as pessoas questionam as novidades com toda a razão. Reuni muitos estudos de caso de pessoas que não gostam de fazer exercícios e não conseguem cumprir a rotina de academia, mostrando que, ainda assim, elas conseguiram resultados impressionantes de emagrecimento com o Q48. No entanto, mesmo com os estudos de caso, ainda continuava recebendo muitos questionamentos sobre como exercícios tão simples poderiam transformar o metabolismo e tornar o corpo uma máquina de queimar gordura.

Você conhecerá, ao longo deste capítulo e dos próximos, a ciência por trás do Q48. E compreendê-la é muito importante, pois, mesmo para quem frequenta academia, esse entendimento ajudará a questionar melhor o professor. E quem não gosta de academia poderá iniciar o próprio processo de emagrecimento sozinho.

Antes de algo ser massificado, é muito difícil acreditarmos em seus benefícios. Um exemplo simples: se, antes de 2007, você ouvisse que seria possível ter fotos e vídeos, reproduzir sons, trocar arquivos e ter aplicativos em um único aparelho, dificilmente acreditaria. No entanto, em junho de 2007, o primeiro iPhone foi lançado, e a noção de celular se alterou. Hoje, o que parece estranho é ter um telefone como os antigos.

Então, pense que para nós era impossível emagrecer sem dedicar horas a exercícios e ainda os praticando sem a ajuda de equipamentos. É aí que entra o Q48: mostrar que isso é possível, sim (no Brasil, pois no exterior já existem muitos treinamentos como esse). Será que é realidade queimar gordura por 48 horas ou sensacionalismo? Vinícius Possebon é algum maluco? Depois de mais de dois anos do lançamento do programa, se eu fosse sensacionalista ou maluco, com certeza já teria sido desmascarado, ainda mais em uma época de rápida comunicação como a que vivemos.

O doutor César Marra possui um currículo acadêmico extenso, e um de seus principais artigos é sobre o efeito da queima de gordura na composição corporal de homens com sobrepeso obtida com treino de alta e moderada intensidade, publicado em 2005 no *Journal of Exercise Physiology*, uma das publicações mais renomadas no meio da Fisiologia científica. Além disso, ele é mestre em redução de gordura corporal e doutor em obesidade, com diversas publicações na área de exercício e emagrecimento. A publicação que citamos aqui é fruto de seu mestrado e é uma das mais esclarecedoras na área. O doutor Marra foi personal trainer por vários anos e afirma que esta sempre foi uma dúvida: se o exercício de intensidade moderada emagrecia. Ele foi pioneiro em trazer a pesquisa de alta intensidade para o Brasil.

Como fazer exercícios curtos, como os vistos nos vídeos, por poucos minutos, pode promover queima de gordura por 48 horas? Como isso acontece? Para começar, existem aspectos quantitativos e qualitativos nos exercícios. Um exercício como elevação de quadril, que parece simples – que você verá no capítulo 8 –, quando praticado por um atleta, obviamente não causa muito efeito. Contudo, quando criei o sistema Q48, pensei em atender desde um aluno com obesidade mórbida até o já acostumado com treino. E é aí que entra o conceito de intensidade.

Esse conceito é subjetivo. Para quem está acima do peso, subir alguns lances de escada caminhando já caracteriza alta intensidade. E se alguém que é magro e ativo sobe a escada caminhando, obviamente esse exercício não será de alta intensidade. Desse modo, muita gente acha que os exercícios mostrados em meu canal do YouTube, por exemplo, são fáceis e pouco efetivos. Prefiro acreditar que isso se trata apenas de ingenuidade. Uma elevação de quadril para quem está acima do peso é de alto impacto, pois essa pessoa não pode começar o treino saltando a 10 cm ou 20 cm do solo.

Exatamente por isso também existe o manual da prática segura que vem junto com o Q48, para atender a quem ainda está no nível iniciante. Outra pergunta frequente é: "Quanto tempo permaneço em cada treino?".

O programa está dividido em níveis iniciante, intermediário e avançado. Assim, alguém mais treinado não precisa passar pelo iniciante, ou só cumprirá esse circuito por poucos dias. Uma pessoa muito sedentária começa pelo iniciante até se sentir apta a passar para o próximo. Tudo isso não significa que, quando mostro os exercícios sorrindo, será desse modo para todo mundo. As pessoas que iniciam o treino têm uma elevação de frequência cardíaca abrupta e suam bastante, pois os exercícios exigem esforço. Tentei equalizar da maneira mais palpável possível para que o treinamento seja realizado por todo tipo de pessoa; mesmo quem não curte exercício pode iniciar na prática.

Os três principais parâmetros para medir a intensidade são:

- Frequência cardíaca (acima de 80%);
- O teste da fala: ficar ofegante a ponto de ter dificuldade para falar durante o exercício indica que você está na zona de alta intensidade;
- Sensação subjetiva do esforço: pense numa escala de 0 a 10 para o nível de seu esforço ao praticar o exercício. A alta intensidade equivale a pontuações acima de 8.

É a alta intensidade na prática do treino que vai gerar o gasto calórico e mobilizar a gordura que você deseja perder. À primeira vista, um treino curto de alta intensidade pode parecer simples demais, mas são incontáveis os relatos que recebo no YouTube e no Instagram de pessoas que acreditavam que seria fácil, mas depois perceberam quanto o sistema exigia do corpo delas. Quando parece muito simples, todo mundo desconfia, mas na prática essa sensação passa, e bem depressa!

Comecei a estudar emagrecimento mais profundamente quando me deparei com os níveis de obesidade da população brasileira noticiados pela mídia. A partir daí, primeiro descobri que o gasto calórico não é a solução-chave para o emagrecimento. Vejo muita gente que se exercita centenas de minutos e tem ingestão calórica reduzida, conseguindo, assim, déficit calórico, mas não obtém os resultados que deseja. Quem elimina o jantar e toma apenas um shake fica com fome e não emagrece! Como pode isso?

Claro que o gasto calórico também é importante, mas só ele não é suficiente, ainda mais para quem é obeso e/ou está com problemas metabólicos. A modulação hormonal precisa ser alterada, e não deve haver apenas controle da ingestão e do gasto calórico. Também descobri que as pessoas que se exercitam em alta intensidade costumam ter percentual de gordura corporal menor, mesmo que ingiram mais calorias e se exercitem por poucos minutos, o que foi aclamado por Tremblay em 1994. Donnelly fez um estudo para mostrar que pessoas que estavam em déficit calórico não emagreceram conforme o esperado. Foram feitos os cálculos de calorias, tempo e quantos quilos isso daria em números, e a conta não fechou no fim do experimento, ou seja, um mero cálculo matemático de gasto calórico não foi fidedigno de provocar o emagrecimento.

Por isso muitas vezes me perguntam: "Ah, Vinícius, quanto queima esse Q48?". Sinceramente, não interessa quanto o Q48 queima, mas o efeito que ele terá sobre seu metabolismo, quanto ele vai se alterar nas horas seguintes após um treino de alta intensidade. Muitas vezes um treino de Q48 queima 200 calorias, mas altera o metabolismo por 28, 36, 48 horas, fazendo o corpo trabalhar e utilizar a gordura; e esse é o grande segredo. Assim, em meu trabalho de conclusão de curso em 2009, fiz uma revisão bibliográfica de estudos de emagrecimento e cheguei a alguns indícios que vale a pena dividir com você:

- O gasto calórico, segundo Donnelly em 2003, não é a chave mestra para o emagrecimento;
- As pessoas engajadas em atividades de alta intensidade tendem a ter menor percentual de gordura, mesmo quando ingerem mais calorias e se exercitam por poucos minutos (Tremblay et al., 1994);
- Um dos maiores estudiosos do tema, Martin Gibala, começou a mostrar em seus estudos que pouquíssimos minutos de exercício (em média, 2 minutos, muito pouco mesmo) produziam as mesmas adaptações que horas de exercício contínuo (1 a 2 horas);

- Os exercícios de alta intensidade ativam a enzima PGC-1 alfa (responsável pela biogênese mitocondrial, e é na mitocôndria que ocorre a oxidação de gordura);
- Quanto mais intenso o exercício realizado, por meio da alta sobrecarga mecânica (exercício excêntrico), maior a elevação do metabolismo de repouso, variando de 12, 38, 48, 72 horas (Schuenke, 2002; Dolezal et al. 2000; Hackney, 2008). A variação de horas depende do tipo de protocolo utilizado e do nível de atividade dos estudados. Em outras palavras, esses estudos verificam uma alteração quantitativa.

A soma dessas evidências significa, basicamente, que, se você treina em alta intensidade na segunda-feira, por exemplo, na terça-feira ou na quarta-feira, enquanto estiver em repouso, vendo TV, ainda estará queimando gordura, enquanto seu corpo se recupera do exercício realizado no treino, o que mantém contínuo o emagrecimento.

Os modelos quantitativo e qualitativo são endossados pelas pesquisas do doutor Marra, que comprovam o alto gasto calórico promovido depois de exercícios de alta intensidade. Esse alto gasto calórico vai contribuir com um saldo energético negativo – apesar de a quantidade calórica não contar muito, a mobilização maior de gordura é relativa ao saldo calórico negativo. Esse saldo promove o emagrecimento, exceto em casos extremos, como os das dietas altamente restritivas.

Criar um saldo energético excessivamente negativo a partir de dietas milagrosas, como as hipocalóricas – comer dois biscoitos integrais de manhã, alface no almoço e cheirar um pãozinho integral à noite –, diminui a massa muscular. Afinal, para que o corpo continue com uma fonte proteica no intuito de manter a glicose sanguínea em níveis normais, ele acaba consumindo músculo. E, ao diminuir a massa muscular, o gasto energético também diminui. Assim, ao voltar a comer normalmente, o saldo energético dá um salto, e o acúmulo de gordura acontece. Trata-se do clássico efeito rebote das dietas restritivas. Já com o exercício intervalado de alta intensidade, o modelo quantitativo, ou seja, o saldo energético gerado pela atividade, e o modelo qualitativo, as adaptações bioquímicas e metabólicas, vão contribuir para uma mobilização maior de lipídios.

Contudo, isso poderia fazê-lo entender que com esse treino você está liberado para comer muito. E, em termos, você está. É possível afirmar que quem faz treino intervalado de alta intensidade tem mais liberdade de dieta. É necessário tomar cuidado também, porque, mesmo se exercitando em alta intensidade, o indivíduo não pode comer 3 quilos de lasanha, pois vai se sabotar gerando um saldo energético muito positivo. Isso produz acúmulo de gordura, sim.

Na verdade, o que precisa ser feito é uma reeducação alimentar. Em outro livro, o e-book *Plano de combate*, focado especialmente em alimentação, comprovo que as dietas hipocalóricas diminuem a massa muscular, o metabolismo de repouso e criam um mecanismo de supercompensação, quando você acaba queimando menos calorias em repouso para se manter vivo. Então, sim, e por favor, coma. E coma de tudo, mas sem exageros. No capítulo 6 falaremos mais sobre a alimentação ideal para o emagrecimento.[2]

Queima de 48 horas

Para chegar ao nome Q48, levei em conta alguns estudos da área. Um dos primeiros artigos que estudei sobre alteração do metabolismo em exercício era de um pesquisador chamado Dolezal (2000). Ele mostra a relação entre dano muscular e alteração da taxa metabólica de repouso depois de exercícios com sobrecarga excêntrica (neste caso, usando a musculação). Nesse estudo, as pessoas que estavam destreinadas apresentavam uma alteração no metabolismo até 48 horas após o treino. Depois de 72 horas o metabolismo diminuía e voltava ao nível basal. Detalhes importantes: ao treinar, as pessoas tinham um pico de alteração de metabolismo 24 horas mais tarde; depois desse período, o índice caía um pouco, mas mesmo assim se mantinha elevado por 48 horas depois, até voltar para os níveis basais.

---

[2] Veja on-line a palestra do doutor Marra completa e entenda tudo sobre o assunto em: <www.livroq48.com/palestra-dr-marra>.

Gráfico 1 – Estudo de Dolezal

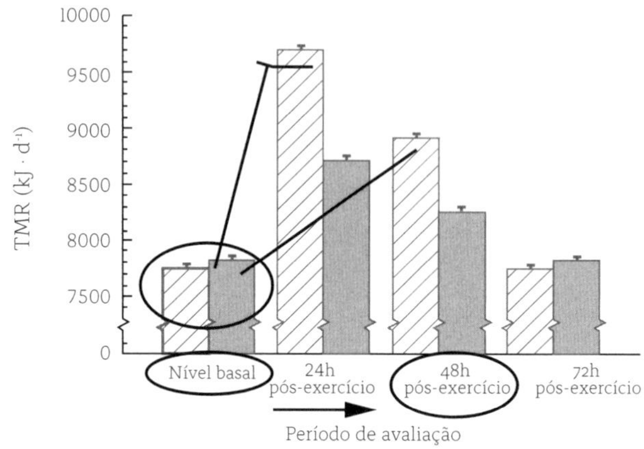

O gráfico representa a TMR - Taxa metabólica de repouso (kJ.d-¹) para as pessoas destreinadas (barras hachuradas) e para as pessoas com resistência treinada (barras pintadas) antes e depois da indução de exercícios com sobrecarga excêntrica.

Esse estudo foi realizado com musculação e exercício excêntrico. Isso acontece porque, quando você faz um exercício de alta intensidade com foco nesse componente excêntrico, existe uma mobilização de neutrófilos e creatina quinase – esses nomes são complicados, mas é importante conhecê-los. Depois do treino, há uma criação aguda desses dois elementos. Esses mesmos pesquisadores acreditam também que, durante o treinamento, você diminui seu metabolismo de proteína, e, depois, aumenta. Você treina, degrada proteína e então, no processo de repouso, seu corpo precisa fornecer nutrientes para reparar o tecido que foi danificado. Isso acontece em um pico de 24 horas, e depois a alteração de metabolismo se estende por até 48 horas.

Essa alteração de metabolismo de repouso ocorre, em geral, quando se faz um exercício excêntrico e de alta intensidade (que usa mais glicogênio, ou seja, a glicose estocada no músculo, algo que acontece com exercícios intensos, e não com o aeróbio de longa duração). Você tem uma demanda energética com esses exercícios, e normalmente quem atende a isso é a gordura. No entanto, existe um detalhe importante sobre esse estudo; ele foi realizado apenas com membros inferiores, séries de *legpress*, com ênfase na excêntrica.

Para entender a excêntrica, pense que ela funciona mais ou menos assim: imagine-se sentando numa cadeira. Em vez de se sentar rapidamente, você controla o movimento para descer em 4 segundos. Trata-se de enfatizar a fase negativa do movimento. No *legpress* é o mesmo que descer devagar na plataforma até o máximo, para depois subir depressa. Enfim, além disso, os indivíduos participantes do experimento não eram obesos; estes são detalhes que fazem a diferença no meu raciocínio e que me levaram a questionar cada vez mais o que acontece com o corpo humano perante um estímulo de alta intensidade.

Há ainda outro artigo, de Hackney, em que ele compara o mesmo esquema do artigo anterior, mas em exercícios realizados no corpo inteiro: membros inferiores e superiores. Depois do estímulo, o metabolismo de pessoas destreinadas teve um pico nas 48 horas seguintes, com um leve decréscimo nas 72 horas seguintes, mas ainda elevado. As pessoas que treinaram musculação com ênfase na excêntrica no exercício de alta intensidade obtiveram uma alteração de 72 horas no metabolismo.

Aqui voltamos ao conceito de intensidade. Em pessoas treinadas, houve menor elevação no metabolismo de repouso, mas ele aconteceu por até 72 horas, mesmo que menor se comparado ao metabolismo das pessoas destreinadas. Os pesquisadores ainda sugerem mais indícios, por exemplo, de que essa elevação mais prolongada do metabolismo de repouso – ou seja, continuar queimando gordura tanto de maneira quantitativa quanto qualitativa para repor as reservas que foram danificadas – pode estar associada com a dor muscular de início tardio (DOMS), aquela dor no dia seguinte e que às vezes se estende por 2 ou 3 dias após o treino. Essa dor é uma boa notícia, pois significa que você está com o metabolismo alterado.

Muitas pessoas começam a praticar o Q48 e me enviam e-mails em que dizem que já faz 3 dias que estão doloridas. Eu fico felicíssimo ao saber disso, pois significa uma alteração de metabolismo de 72 horas. Poderia dizer que é queima de 72 horas. Esse é o indício de que o aumento do metabolismo está associado a essa dor muscular tardia, que está ligada à liberação de creatina quinase por conta do trauma muscular.

Gráfico 2 – Estudo de Hackney

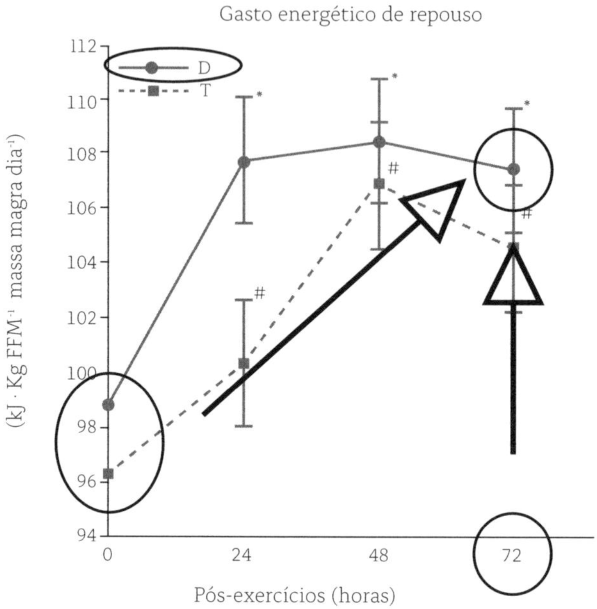

O gasto energético de repouso responde do nível basal até 72 horas pós-exercício para os destreinados (D) e para os que apresentam a resistência treinada (T).

Comparando os dois estudos citados, nota-se que o segundo alterou o metabolismo durante 72 horas usando o corpo todo, ou seja, se você treinar o corpo inteiro, existe a tendência de aumentar ainda mais o metabolismo, porque você vai usar as grandes musculaturas do corpo. No segundo estudo, a elevação foi de 72 horas no metabolismo quantitativo, e não de 48 horas. A musculação teve ênfase excêntrica nos dois, e em ambos os indivíduos não eram obesos. Se esse estudo fosse feito com indivíduos obesos, meu palpite é o de que o metabolismo se alteraria por 96 horas ou até mais. Então, você pode ver que é muito subjetivo falar 24, 48 ou 76 horas.

A variabilidade da taxa metabólica de repouso notada nesses estudos é grande em decorrência da metodologia empregada para medi-la. Essa medição é complexa; o método principal é a calorimetria indireta, que apresenta uma variabilidade muito grande. O próprio método de avaliação do indivíduo pode ser pontual ou continuado, pois não é possível manter um indivíduo por 24 horas dentro de uma câmara de calorimetria.

É preciso enfatizar que, independentemente da quantidade de horas, houve um desequilíbrio hormonal – aumento de adrenalina, noradrenalina, cortisol, IGF-1, insulina, e não só da creatina quinase – que vai gerar uma taxa metabólica de repouso maior e, em consequência, dará ao corpo um saldo energético negativo e maior mobilização de gordura. Não importa se é Q48, 12 ou 120, o importante é que você continua queimando mais gordura em repouso do que em um exercício de baixa intensidade. Daí se justifica a importância do foco em alta intensidade; a prática, portanto, não pode ser leve. Para gerar essas adaptações fisiológicas e bioquímicas, é necessário atentar para o nível de intensidade e esforço do treino.

Desista de dietas falidas

A preocupação seguinte é a dieta. Teremos um capítulo exclusivo sobre alimentação, mas já gostaria de deixar claro que não sou nutricionista, e este livro não substitui uma consulta com um profissional. O modelo contraproducente de subtração e contagem de calorias não consegue suprir as necessidades de quem precisa perder peso. Para começar a análise, vou lhe fazer algumas perguntas. Você conhece alguém que fez dieta, passou fome, contou as calorias, não comeu quase nada e mesmo assim não emagreceu? Ou, se emagreceu, perdeu apenas 2 quilinhos? E, depois de perder esses 2 quilinhos, recuperou o peso? Recuperou e ainda ganhou mais do que havia perdido?

A frustração é imensa, pois você diminui a ingestão calórica, corta quase toda a gordura das refeições, come uma fruta de lanche (muitas vezes a famosa bolachinha de água e sal), toma os shakes milagrosos, conta todas as calorias e mesmo assim não emagrece e não perde a barriga. Mas como? Por que não funciona? E então se decepciona: "Mas eu estou fazendo tudo direitinho...".

Montei um sistema de alimentação para ser usado em apenas 80% de seu tempo. Nos 20% restantes, você pode ingerir as coisas que seriam "proibidas" de acordo com uma dieta normal (doces e cerveja, por exemplo). O objetivo é equilibrar a ingestão de alimentos por categorias, como você verá no capítulo 6:

- Alimentos permitidos;
- Alimentos "talvez";
- Refeição da "esbórnia".

Mesmo sem contar calorias, nesse esquema dá para perder de duas a três vezes mais peso e espero que você consiga comprovar isso. Levantei mais de 23 estudos (a lista deles você encontra na "Bibliografia") que comprovam que é a dieta *low-carb* que faz as pessoas emagrecerem em um curto espaço de tempo.

Entre 1 e 2 semanas você consegue resultados significativos com essa dieta *low-carb*, mas existem casos de pessoas com disfunções hormonais para as quais esse método não funciona. Não se trata de uma dieta, é um hábito de vida, com base em alimentação orgânica, a mais natural possível e próxima da dieta de nossos ancestrais.

A grande mágica desse tipo de alimentação é que você tem alimentos que pode comer livremente, outros que pode comer às vezes e o dia "do lixo", quando está tudo liberado. Quando o alimento é livre, não precisa medir a porção, você pode matar a fome e comer à vontade.

O nível de efetividade dessa dieta tem explicação, pois o corpo humano encara a restrição calórica como uma ameaça e, em consequência, ativa gatilhos de supercompensação, diminuindo o gasto calórico diário, ocasionando cansaço, aumentando a fome e ainda assimilando mais as calorias, tirando o máximo proveito delas. Toda essa cascata de reações tem uma explicação óbvia e muito aceitável que poucas pessoas conhecem.

O nosso DNA é o mesmo do homem paleolítico, ou seja, o corpo humano age da mesma forma que reagiria naquela época (você encontra a fonte para essa informação na "Bibliografia", na pesquisa de Vigilant et al.). O acesso à comida era esporádico, o homem só conseguia se alimentar após uma atividade ou um combate rígido com algum animal selvagem, logo, ele tinha de ficar horas sem se alimentar.

Por isso, a importância dada à gordura corporal era de segurança (e ainda é), e o corpo humano interpreta seu desvio (isto é, a redução de gordura ou o emagrecimento, como achar melhor) como um perigo de morte.

Se o organismo sente perigo de morte ao reduzir a gordura corporal, o que ele faz? Cria gatilhos de supercompensação, como descrito anteriormente. Nada mais óbvio que seu sistema queira salvá-lo desse perigo. Outro grande problema desse modelo matemático de subtração e contagem de calorias é que ele assemelha o homem a uma máquina, não levando em conta seu estresse diário, seu livre-arbítrio, suas insatisfações. Somos seres racionais e dotados de sentimentos e emoções. Como posso ser tratado como uma máquina ou um tablet? Isso não me parece muito inteligente. Uma frase descrita pelo médico nutrólogo francês Pierre Dukan define tudo: "Os seres humanos foram programados para NÃO parar de comer enquanto sentem necessidade ou vontade". Por fim, se aderirmos à estratégia de contagem e subtração de calorias estaremos fadados, mais uma vez, ao fracasso.

Após anos e anos em contato com dietas que funcionam e não funcionam, concluí, com base em muito estudo, muita prática e conversa com especialistas sérios, que a abordagem das categorias, e não das calorias, é a mais eficiente para quem quer perder gordura na barriga, emagrecer e se sentir um ser humano completo. Nessa abordagem, as pessoas comem, comem, comem e emagrecem, emagrecem, emagrecem.

Em um estudo de Nordmann et al., nos Estados Unidos, foram comparadas duas dietas: uma com baixa ingestão de carboidratos, mas com ingestão liberada de gordura e proteína, e outra com baixa ingestão de gordura, isto é, com restrição de calorias. Ao final de seis meses, o pessoal que fez a dieta das categorias (pouco carboidrato) emagreceu três vezes mais do que o outro grupo e ainda melhorou alguns marcadores bioquímicos, como colesterol, triglicerídeos e nível de insulina. Você se lembra de que eu comentei que nosso DNA é o mesmo do homem paleolítico? Pois, então, que tipo de alimentos eles tinham disponíveis naquela época? Carne, peixe, vegetais, frutas.

Portanto, esse estudo demonstrou três coisas: que a alimentação simples e das categorias é a mais eficaz, pois se assemelha à dieta do período paleolítico; que o simples fato de diminuirmos a ingestão calórica não vai conferir emagrecimento sustentável, pois não fomos programados para nos alimentar assim; e, por último, que é mais fácil, inteligente e eficaz emagrecer sem passar fome. Na abordagem que proponho, é possível comer quanto e quando quiser.

Como isso funciona na prática?

Agora vamos olhar o exemplo de duas pessoas que querem perder em torno de 10 quilos de gordura, sentir-se mais atraentes, melhorar a saúde e eliminar possíveis riscos iminentes. Vamos supor que o indivíduo 1, chamado aqui de João, tenha 31 anos, e que a pessoa 2, chamada aqui de Maria, tenha 28 anos.

Pessoa 1: João, 31 anos, tem uma vida corrida, trabalha 12 horas por dia e se alimenta basicamente de lanches, como pastéis, sanduíches, pizza, pão de queijo. Agora ele está 10 quilos acima do peso, estressado, com colesterol elevado e a autoestima baixa, o que o impede de ter um relacionamento há meses. Eis que João decide mudar. Ele começa a se exercitar e fazer dieta para perder esses 10 quilos. Passa a praticar exercício aeróbio três vezes por semana, por no mínimo 40 minutos contínuos, e sua dieta é hipocalórica (isto é, de poucas calorias), composta, basicamente, por frutas, barrinhas de cereais e até um shake que deve tomar antes de dormir. O total de exercício é de duas horas semanais.

Após algumas semanas, ele nota que nada muda em seu corpo e decide aumentar o tempo de exercício para 45 minutos por sessão e ainda se exercitar por mais um dia na semana. Agora ele se exercita por 3 horas por semana. Passadas mais algumas semanas, a única coisa que muda é uma inflamação no joelho e um pouco de dor nas costas. Afinal de contas, para uma pessoa que não fazia nada e agora faz três horas de exercício por semana, isso acaba se tornando um excesso. Desmotivado, João começa a fazer musculação, e sua sessão aumenta para 60 minutos cinco vezes na semana, isto é, cinco horas por semana. Ele começa a não enxergar uma luz no fim do túnel.

Sua família percebe que João está cansado, para baixo e fica preocupada com ele. Após toda uma luta incessante e desgastante para perder peso e se sentir mais atraente, João desiste no terceiro mês depois de ter perdido apenas um quilo e meio. João deu quase a volta na Terra fazendo exercício aeróbio, puxou quase um trator na academia e conseguiu esse resultado ínfimo! Desmotivante. Na realidade João fez o que 98% das pessoas fazem quando querem perder gordura. Agora vamos ver o que fez Maria.

Ela tem praticamente o mesmo estilo de vida de João e passou duas vezes pelo mesmo processo que ele para perder gordura. Ciente de que não havia obtido resultados satisfatórios antes, decide fazer diferente dessa vez. Ela conhece, então, um mentor/treinador que propõe uma abordagem mais qualitativa e racional, com base em comprovação científica e resultados sólidos na prática. Seu treino tem a duração de 15 a 30 minutos e ela o pratica de duas a três vezes por semana, o que totaliza um trabalho de 45 a 75 minutos por semana.

Seu mentor/treinador investe mais na intensidade (qualidade) do que na quantidade, isto é, tempo de exercício. Sua dieta é rica em proteína e alimentos naturais, sem produtos industrializados e processados. Dentro da categoria de alimentos indicada, ela pode comer quanto quiser, sem ter de medir porções e sem passar fome.

Depois de algumas semanas, Maria nota diferença em sua silhueta e, ao reencontrar alguns amigos, eles comentam e a elogiam muito. Como todo bom elogio vem sempre seguido de uma pergunta, o que ela mais ouve é: "O que você está fazendo?", "Você está passando fome?", "Ou está morando na academia?". E ela apenas responde que treina mais ou menos 45 minutos por semana (isso mesmo, inacreditável) e come quanto quer dentro de uma categoria de alimentos.

Feliz com seu novo estilo de vida, Maria agradece seu mentor/treinador e continua pelo resto da vida mantendo os hábitos ensinados por ele.

Existe uma frase da coach Jayne Cox da qual gosto muito que diz o seguinte: "É mais fácil acordar de manhã cedo e treinar do que se olhar no espelho todos os dias e não gostar do que vê".

Os hábitos para dispensar

Adotando a filosofia do Q48, há seis itens que você nunca mais terá de fazer para ficar mais magro, mais atraente e mais saudável:

1) Passar horas e horas na academia, desperdiçando tempo em esteiras, bicicletas e elípticos;
2) Exercitar-se praticamente todos os dias;
3) Deixar de passear com a família ou com os amigos, por ter compromisso com a academia;
4) Cortar e contar calorias para poder perder gordura;
5) Passar fome;
6) Tomar cápsulas e shakes milagrosos que prometem resultados da noite para o dia.

E isso é possível porque o plano proporciona a chance de queimar gordura mesmo em dias sem treino, pois ele funciona pela regra de Pareto, mais conhecida como o princípio 80/20: o mínimo de mudança e o máximo de resultados.

Um economista italiano, chamado Vilfredo Pareto, observou no século XIX que a origem da riqueza de um país advinha somente de uma fatia pequena da população que o habitava. Ele descobriu que 20% da população produzia 80% da riqueza de determinado país. Após a descoberta dessa teoria, que é conhecida como lei de Pareto ou princípio 80/20, muitas empresas a adotaram para conseguir resolver os problemas e dividi-los em vitais ou triviais. Isso significava para o cenário empresarial que 20% dos fatores ocasionavam 80% dos problemas. O que deveria ser feito era: identificar esses 20% vitais e corrigi-los, o que, por consequência, resolveria os outros 80% que estavam acarretando determinado problema.

E, para nós, qual seria a mínima mudança que proporcionaria o máximo de resultados? Quais seriam nossos 20% que provocariam 80% de mudança em nosso corpo?

Em nosso corpo existe um limiar de excitabilidade que, quando ultrapassado, já não nos traz mais benefícios superiores. Funciona mais ou menos como um copo de 250 ml. Eu conseguiria colocar mais de 250 ml de água nesse copo? Não, pois só cabem 250 ml. Esse é o limiar do copo.

Martin Gibala descobriu coisas muito interessantes. Ele comparou dois grupos de pessoas: o primeiro grupo fazia o famoso exercício aeróbio contínuo na bicicleta por 90-120 minutos, três vezes por semana. Em outras palavras, o pessoal se exercitava mais ou menos cinco horas por semana. O outro grupo fazia exercício intervalado da seguinte forma: *sprints* de 30 segundos na bicicleta na mais alta intensidade possível, acompanhado por 4 minutos de repouso. Esse processo era repetido de quatro a seis vezes por treino. Isto é, esse grupo totalizava um treino de 18-27 minutos três vezes por semana, o que totalizava mais ou menos uma hora por semana.

No final do estudo, Gibala descobriu que quem se exercitou menos, mas com mais intensidade (ou seja, o segundo grupo), ativou mais as enzimas que diminuem a gordura e ainda melhorou a capacidade cardiorrespiratória. Se fizermos os cálculos, notaremos que esse grupo se exercitou 80% menos que o primeiro e mesmo assim obteve mais benefícios.

E você? Prefere se exercitar cinco horas ou uma hora por semana e ter mais resultados? Pergunta meio óbvia, mas enfim... Estamos descobrindo o pulo do gato.

Izumi Tabata, um pesquisador japonês, também identificou algo semelhante. Em seu protocolo de treinamento, as pessoas deveriam dar oito *sprints* máximos de 20 segundos na bicicleta, acompanhados de 10 segundos de intervalo. Nesse caso, o treino durava apenas 4 minutos (isso mesmo, 4 minutos, impressionante). Esse tempo já foi o bastante para ativar os gatilhos responsáveis pela redução de gordura. Portanto, é possível e viável obter resultados satisfatórios, e até melhores, exercitando-se menos vezes por semana e por menos tempo. O tempo para esses treinamentos tem girado em torno de 15-30 minutos de 2 a 6 vezes por semana. Esses são os 20% vitais que você deverá atacar daqui em diante.

Assim, em vez de passar uma hora e meia na academia e aderir a dietas que o fazem abandonar tudo o que ama, proponho começar com cinco minutos. Eu tinha que criar um método que contemplasse treinos de 5 a 15 minutos no máximo.

Como saber se a Queima de 48 horas é para você?

Minha especialidade se tornou fazer com que pessoas comuns alcancem resultados incomuns. Tenho mais de 400 estudos de caso, e você provavelmente se encaixa em um destes perfis:

- Tem preguiça de malhar;
- Odeia exercício de longa duração;
- Não consegue fazer dieta;
- Não tem tempo disponível;
- Já procurou mais de três vezes algum método para emagrecer;
- Já se matriculou mais de três vezes em alguma academia;
- Precisa perder entre 6 e 20 quilos de gordura.

O que é um treino HIIT?

HIIT é a sigla em inglês para Treinamento Intervalado de Alta Intensidade (*High Intensity Interval Training*). Atualmente não existe nenhuma definição catalogada no mundo para HIIT, mas esse método de treinamento se caracteriza por períodos de esforços acompanhados por períodos de recuperação, cuja intensidade pode ser máxima (entenda-se atingir o pico de consumo de oxigênio durante o exercício) ou muito próxima da máxima (atingir entre 85% e 90% do consumo de oxigênio), com duração de segundos ou mesmo alguns minutos, conforme demonstraram pesquisas como as de Wisloff e Gibala.

De acordo com alguns estudos atuais, o HIIT proporciona as mesmas adaptações moleculares e metabólicas iniciais ao treinamento aeróbio contínuo e induz a uma maior diminuição de massa gorda corporal, mesmo com volumes de treinamentos diminuídos em até 90% (Gibala, 2006; Trapp, 2008).

A maioria das pessoas não gosta de academia, odeia fazer exercício de longa duração e morre de preguiça. O que propor a essas pessoas? Esquecer a vontade delas e colocar a musculação como uma regra? Fiquei me perguntando muito sobre isso. Recebo muitos relatos de gente que começou no Q48 e depois foi para a academia, fazendo dele uma porta de entrada, que, para mim, combinado com a musculação, é muito bom. Eu mesmo faço musculação duas vezes por semana para ajudar no surfe e fortalecer alguns grupos de músculos. No entanto, se você não gosta, não tem problema. Foi você que me fez começar a estudar HIIT.

O estudo de Tabata é um dos mais famosos e abriu a mente de muitas pessoas. Ele mostrou que em 4 minutos de exercício o consumo de VO2 já aumenta muito em comparação aos exercícios de longa duração. Tabata trabalhou com 8 *sprints* de 20 segundos intercalados com 10 segundos de descanso entre eles. Ele foi um dos primeiros a fazer com que se pensasse nisso.

Depois veio Martin Gibala, que fala das adaptações dos treinos de baixo volume. Gibala, assim como Tabata, fez o estudo em bicicleta, alternando entre 4 e 6 *sprints* de 30 segundos com 4 minutos de intervalo. Somando esses 4 tiros, os 2 minutos de alta intensidade provocavam as mesmas adaptações que um treino de uma hora e meia ou 2 horas, nesse caso, 20 minutos no total conseguiam se igualar.

Outro estudo, agora de Trapp et al. mostrou que 50% a menos de treino de alta intensidade provocou três vezes mais redução de gordura – um protocolo de exercícios de 20 minutos de treinamento intervalado contra um treinamento de longa duração de 40 minutos.

Existe um dado interessante nesse estudo que mostra que o grupo do treinamento intervalado até aumentou sua ingesta calórica e mesmo assim emagreceu, enquanto o grupo do treinamento longo diminuiu a ingesta, mas não emagreceu tanto. É algo a questionar, mas o que importa para nós neste momento é que um treinamento com a metade do tempo devolveu três vezes mais resultados.

O estudo de Tabata foi clássico e não avaliou a redução da gordura, mas teve foco na melhoria da condição cardiorrespiratória e na análise do consumo de oxigênio, e mostrou que o HIIT foi bem melhor do que o treino contínuo. A própria melhora do consumo de oxigênio VO2max promove uma queima maior de gordura em repouso. Quando você melhora o consumo máximo de oxigênio, há melhora também de cerca de 33% de energia queimada por minuto, assim como seu condicionamento físico, e diversas adaptações bioquímicas provenientes do treino intervalado de alta intensidade são aperfeiçoados.

Segundo Gibala, de acordo com a intensidade do treinamento, os esforços podem durar de alguns segundos a vários minutos, e são separados por até alguns minutos de descanso ou exercícios de baixa intensidade. Em contraste com o treinamento de força, em que breves esforços intensos são normalmente realizados contra forte resistência para aumentar a massa muscular esquelética, o HIIT é em geral associado a atividades que não induzem hipertrofia acentuada de fibra.

O HIIT consiste em realizar esforços de alta intensidade e curta duração intercalados com períodos de recuperação. O período de trabalho intenso em si precisa chegar a uma frequência cardíaca máxima entre 80% e 95%. Já no intervalo, que não para completamente, a frequência vai de 40% a 50% da máxima. Esse treinamento é extremamente eficaz para o gasto calórico, visto que, por ser de alta intensidade, aumenta o consumo de oxigênio pós-exercício, levando a um gasto de calorias maior que em um aeróbio contínuo.

Pulinhos milagrosos e sua capacidade de mudar a própria vida

Sempre faço a piada de que o professor de Educação Física tem de ter calo no dedo, e não é de puxar ferro, é de tanto ler. Eu me orgulho de ser autodidata e sempre ter sido apaixonado por pesquisar sobre saúde e metabolismo. Corri atrás de material estrangeiro para desenhar o plano Q48, e, mesmo sem ter tido aula de inglês, nunca desisti – afinal, eu precisava entender muito bem do que estava falando. Quando aprendi mais sobre HIIT me interessei o suficiente para me aprofundar no assunto.

Mas os estudos eram feitos na bicicleta ergométrica, será possível ter os mesmos resultados sem equipamentos?

Um estudo científico muito importante dos pesquisadores Nicholas Gist, Eric C. Freese e Kirk J. Cureton[3] (2014) compara dois protocolos de exercício de alta intensidade com o objetivo de responder à seguinte pergunta: "Se eu fizer os protocolos de exercícios intervalados de alta intensidade sem equipamentos, terei os mesmos resultados que aqueles comprovados em bicicleta?".

Nesse estudo, desenvolvido em 2014, foi feito um protocolo baseado no **burpee** (exercício de salto para a frente e para trás). O estudo comparou um grupo que realizou tiros de 30 segundos na bicicleta ergométrica com recuperação de 4 minutos com um grupo de **burpee** com o mesmo protocolo, 30 segundos no máximo e depois 4 minutos de recuperação. Quem fez o exercício calistênico (somente com o peso do corpo) obteve os mesmos resultados que na bicicleta ergométrica.

Figura 1 – Sequência de *burpee,* estudo de Gist

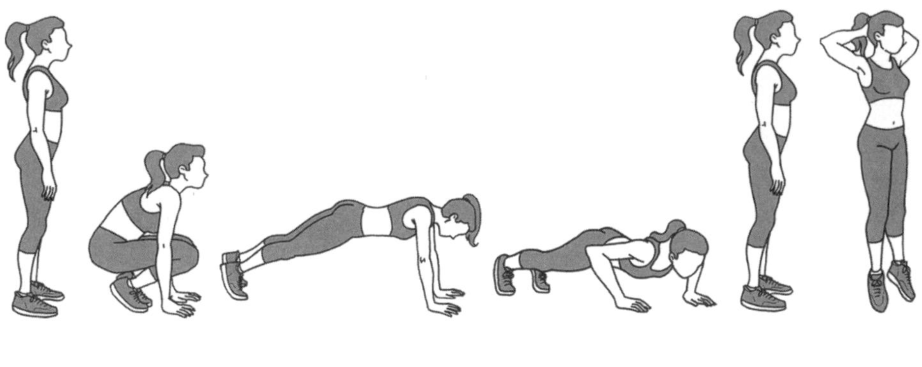

[3] Mais informações sobre os estudos citados estão presentes na "Bibliografia", no final deste livro.

E por que era importante comparar essas duas modalidades de exercício? A intenção dos pesquisadores era saber se o corpo daria a mesma resposta vascular e metabólica entre um exercício na bicicleta e um exercício que usa o peso do corpo humano.

Muitas vezes, as pessoas consideram ruim quando as academias têm poucos equipamentos, e isso é irrelevante. No entanto, o Q48 não usa nenhum equipamento, e apenas com o peso do corpo o treinamento promove os mesmos resultados que na bicicleta. Esse método de treino serve para atletas, treinadores e sedentários. Ao comparar os dois tipos de exercício, os pesquisadores concluíram que os 30 segundos de estímulo valem muito, independentemente de ser na bicicleta ou sem equipamentos.

Ao ler outros artigos, entendi que exercícios de volume extremamente baixo – ou seja, fazer esteira usando 85% de sua capacidade por meia hora ou usar o peso do corpo por 20 segundos com 10 segundos de descanso, totalizando apenas 4 minutos – não apresentam nenhuma diferença nas adaptações cardiovasculares e metabólicas. E a resistência muscular localizada ainda melhora no treino de 4 minutos. Em outras palavras, se você encontrar o treino certo, ainda sobra muito tempo para aproveitar o lado bom da vida para além dos regimes escravos e das internações em academia.

Em 2013, um grupo de pesquisadores da Universidade de Kingston, no Canadá (McRae et al.), comparou dois protocolos de exercícios. Um grupo fazia esteira por 30 minutos a 85% da frequência cardíaca máxima, enquanto o outro fazia apenas 4 minutos de treinamento intervalado de alta intensidade somente com exercícios calistênicos (*burpees*, polichinelos, montanha alpinista ou agachamentos), com o protocolo de Tabata, que já citamos neste capítulo.

Nesse estudo, o protocolo de 4 minutos era de 20 segundos de exercício e 10 de descanso, repetidos 8 vezes. Os dois grupos tiveram as mesmas adaptações, ou seja, quem treinou 30 minutos na esteira teve o mesmo resultado de quem treinou por 4 minutos. As pessoas treinaram quase 90% a menos de tempo para ter o mesmo resultado. Além dos mesmos resultados, quem seguiu o protocolo de Tabata obteve ainda mais resistência muscular localizada do que o primeiro grupo.

Gráfico 3 – Estudo de McRae, comparação entre treinos, apenas membros inferiores

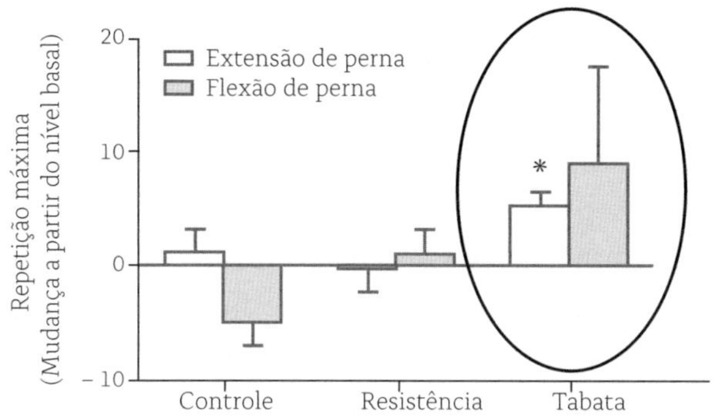

Gráfico 4 – Estudo de McRae, comparação entre treinos, resistência de membros superiores

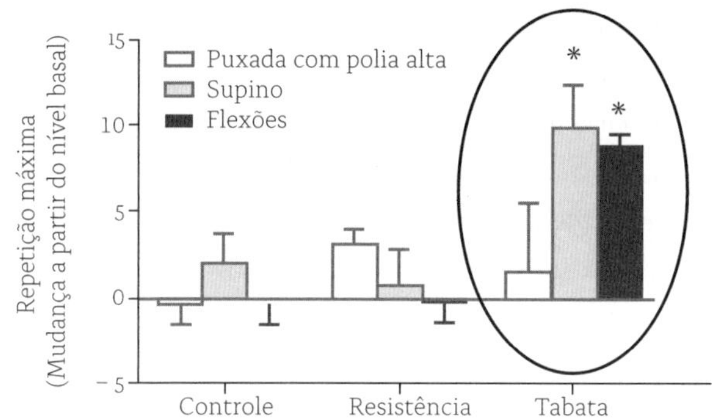

Gráfico 5 – Estudo de McRae, comparação entre treinos, resistência de costas

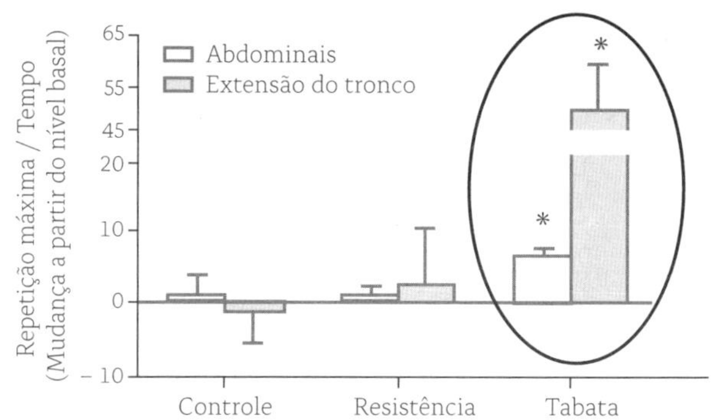

Isso quer dizer que você vai precisar pular muito ao começar o programa, mas será essencial para os resultados e ainda vai ajudá-lo bastante. Sabe por quê? Esse mesmo treino possui ainda mais um benefício importantíssimo: você consegue diminuir 16% da vontade de comer.

Como citei alguns parágrafos atrás, apenas a dieta pode ter o mesmo efeito de horas e horas de aeróbio, enquanto o treino HIIT produz uma ótima diminuição de gordura, muito maior que no aeróbio. Quem pratica com alta intensidade queima mais, porque o que importa não é quanto você gasta no treino, e sim quanto metabolismo de repouso consegue gastar. As pessoas que treinam em alta intensidade podem comer mais. O treino de alta intensidade ativa o metabolismo e permite que você continue comendo o que gosta.

O pior é começar a malhar e sentir ainda mais fome. Ou seja: não tem como a dieta ajudar o treino. E é aí que o HIIT se torna realmente irresistível. No artigo "Interval training intensity affects energy intake compensation in obese man", o pesquisador australiano Shaea Alkahtani compara o aeróbio de longa duração com treinamento intervalado de alta intensidade (o que proponho no sistema Q48). Seu propósito era descobrir qual desses treinamentos inibia a vontade de comer. Entre as pessoas que praticavam o aeróbio de longa duração, a vontade de comer aumentou 38%, e quem praticou o HIIT diminuiu em 16% a vontade de comer. Ou seja, o Q48 diminui sua fome. Além de continuar com o metabolismo elevado, você ainda come menos. O exercício de alta intensidade (Q48) causa a liberação de neurotransmissores que diminuem o apetite, isto é, reduzem a vontade de comer.

Quociente respiratório e emagrecimento

Outro aspecto que considerei ao montar o programa foi o quociente respiratório. Em um artigo de 1997, os pesquisadores Laforgia, Withers, Shipp e Gore, ao comparar corridas submáximas e supramáximas, constataram que quem fazia corrida em alta intensidade, no estilo de tiros, diminuía ainda mais o quociente respiratório nas 24 horas seguintes. Nesse estudo foi demonstrado que exercícios intensos induzem a uma queda no quociente respiratório (QR) gerando elevação no metabolismo de gordura. Além disso, foi constatado que, quanto mais baixo o QR, maior a utilização de gordura em repouso (Laforgia et al. 1997; Yoshioka et al. 2001), o que mostra uma alteração qualitativa, além de quantitativa. Isso comprova que, como falamos em linguagem coloquial, você realmente se torna uma máquina de queimar gordura com esse tipo de exercício.

Ciência *versus* bom senso

Depois de todo esse caminho de estudos, que me proporcionou a firmeza para colocar a cara a tapa, passei muito tempo pensando em um nome para o sistema. Queima de 12 horas? Queima de 100 horas? De 48? De 72? Para cada pessoa é diferente, depende muito de quão sedentária ela seja, da resposta de seu corpo ao treinamento. Qual seria o nome ideal para esse sistema? Como poderia, em apenas duas ou três letras, passar o que as pessoas precisavam saber sobre isso? As 48 horas foram a média que pareceu mais justa e que daria expectativas realistas para as pessoas.

Por que afirmo que haverá 1 ano de resultados de academia em apenas 8 semanas? Minha experiência em academia é de anos, passei muito tempo treinando pessoas, como professor e dono de academia. Eu via que as pessoas iam treinar mas sempre mantinham o mesmo peso por semanas, sem resultados. Passavam um ano na academia muitas vezes a ver navios, e por isso coloquei nesse sistema de treinamento formas de conseguir treinar direito desde o primeiro treino. Eu me concentrei em pessoas sedentárias, gente que desiste da academia, que não vê resultados. E eu precisava atender a essas pessoas, os seres humanos. Por isso, os treinos duram no máximo quinze minutos.

Existe alguma contraindicação para o Q48?

Se você tem exames cardíacos em dia e está liberado pelo médico para praticar atividades físicas, então pode fazer os exercícios de alta intensidade sem se preocupar, mesmo usando quase todo o potencial da sua frequência cardíaca. Preocupe-se apenas em evitar lesões nas articulações e forçar demais os músculos. Para isso, siga as orientações de prática segura e seja como um dos 35 mil alunos que já passaram pelo Q48, pois em dois anos não tive nenhum aviso de lesão.

Em um breve resumo comparativo, você entende os benefícios do Q48 que expliquei ao longo deste capítulo:

T.E.C. (Aeróbio de Longa Duração)	Q48
Você treina 1 hora	Você treina 15 minutos
Você altera seu metabolismo por 12 horas	Você altera seu metabolismo por 48 horas
Você AUMENTA sua vontade de comer em 38%	Você DIMINUI sua vontade de comer em 16%
Exemplo hipotético: 3.000 kcal	Exemplo hipotético: 3.000 kcal
AUMENTO de 1.140 kcal de ingestão diária	DIMINUIÇÃO de 480 kcal de ingestão diária

Em resumo, o exercício de alta intensidade vai gerar alto gasto calórico e um saldo energético negativo, por conta das diversas adaptações fisiológicas e bioquímicas que citei neste capítulo. A primeira delas é o maior consumo de oxigênio, cerca de cinco vezes maior do que em um treino longo de média ou baixa intensidade.

Além disso, temos o reequilíbrio hormonal, as catecolaminas, a adrenalina, a noradrenalina, o cortisol, o hormônio de crescimento, o IGF-1, tudo isso mobiliza mais gordura. Ocorre também maior atividade do sistema nervoso simpático, que é somada à diminuição de apetite. Tudo isso remete a uma taxa metabólica de repouso maior; independentemente de ser 12, 24, 48, 120 horas, o resultado prático, da fisiologia aplicada, é de redução da gordura corporal com maior eficiência com esses exercícios. No entanto, é preciso sempre estar em dia com os cuidados médicos e ficar atento ao esforço da musculatura, respeitar os repousos e periodizar os treinos, conforme aconselha o plano do Q48.

Conheça Fabiana Cesar, 33 anos e menos 16 kg de gordura

Um estudo de caso que representa a realidade da maioria dos brasileiros é o da Fabiana Cesar, de 33 anos, empresária no ramo da moda há doze anos. Sua jornada começou na gravidez, aos 26 anos, quando ganhou 20 quilos que não conseguia perder de forma nenhuma. Ela teve problemas hormonais, o peso não parava de aumentar e o tempo para se cuidar só diminuía, pois sua empresa crescia e sua filha exigia seus cuidados.

Como trabalha com moda, esses 20 quilos em excesso eram ainda mais dolorosos. Apesar de sempre enfatizar que a gravidez lhe trouxe muita alegria, o sobrepeso amargou a felicidade que a filha lhe deu. Fabiana começou a ter vergonha de sair e ser vista, desde ir a restaurantes, participar de comemorações, até fazer tarefas cotidianas, como ir ao supermercado. Tinha medo de encontrar pessoas conhecidas e de que a vissem no estado em que estava.

A tristeza aumentou até chegar a um quadro de depressão. Ela conheceu o Q48 por amigos que haviam compartilhado conteúdos da página no Facebook. Então, clicou para conferir o que era e começou a fazer os primeiros exercícios que encontrou no YouTube. Para ela foi claro que ali estavam os resultados de academia, sem precisar ir a uma academia, algo de que nunca gostou, por não ter paciência nem tempo para isso. No entanto, como a aposta do Q48 era de 8 semanas, ela pensou: "Se em dois meses eu melhorar, vale a aposta".

Ao começar o programa, Fabiana tinha ainda uma criança pequena, então muitas vezes fazia os exercícios às onze horas da noite ou bem cedo de manhã, ou ainda na hora do almoço, em qualquer horário que se encaixasse no seu dia a dia atribulado. Mesmo mudando sempre de horário, ela não deixava de fazer o treino.

Fabiana brinca que o mais gratificante para uma mulher é conseguir vestir sem esforço aquele jeans que está parado há tempos no guarda-roupa, e sou obrigado a concordar com ela. Quando as roupas de antes da gravidez começaram a servir, ela ficou ainda mais motivada. Fabiana perdeu 16 quilos ao longo do programa.

Assim, a mudança na autoestima foi drástica, e hoje ela até se fotografa com peças novas que chegam à sua loja de roupas e posta nas redes sociais. O Q48 resolveu a vida de Fabiana pela praticidade, porque pode ser feito a qualquer hora e porque levou Fabiana a fazer outras atividades.

Depois de ganhar condicionamento com o Q48, Fabiana começou a correr – antes ela não conseguia correr um quarteirão, e hoje corre entre 7 e 10 quilômetros. Até sua filha se empolga quando a vê fazendo os exercícios, como a corridinha parada, e faz junto. Ensinar a filha a ser saudável sem perder o tempo que poderia passar com ela é gratificante, e lhe trouxe resultados que mudaram sua vida.[4]

[4] Assista ao vídeo com o depoimento da Fabiana e confira as fotos impressionantes de antes e depois do Q48: <www.livroq48.com/fabiana-cesar>.

Capítulo 3

O treinamento Q48

Estamos chegando mais perto do momento de você começar as 8 semanas que vão mudar sua vida. A comunidade do Q48 é muito unida, e mantenho contato frequente com quem experimenta o programa.

Existe um pensamento, atribuído ao filósofo alemão Arthur Schopenhauer, que afirma que toda verdade passa por três estágios. No primeiro, ela é ridicularizada. No segundo, é rejeitada com violência. No terceiro, é aceita como evidente por si própria.

Quando uma pessoa conhece o sistema, é exatamente isso o que acontece. O primeiro estágio é de não acreditar, achar que não passa de charlatanismo, pílula milagrosa, enganação. Afinal, as pessoas já estão tão frustradas e desanimadas com o corpo e o peso que mal podem acreditar que uma fórmula tão rápida possa emagrecer. Depois disso, vem a incredulidade, afinal, seus amigos passam pelo menos uma hora e meia na academia todos os dias, usando equipamentos, então tentar obter um resultado melhor com apenas quinze minutos seria, na verdade, assinar um atestado de perda de tempo e dinheiro, e ainda mais: como pode, sem equipamentos, produzir esse resultado todo?

Fui chamado de sensacionalista mais vezes do que posso me lembrar. No entanto, no estágio três, as pessoas acabam aceitando essa quebra de paradigma por conta própria. Afinal, muitas pessoas emagrecem com o método, e me enviam as fotos, os depoimentos, os resultados. É só conferir no nosso canal do YouTube; contra fatos não há argumentos.

Já vi pessoas comuns, que haviam tentado de tudo para emagrecer, conseguirem resultados extraordinários com o Q48. Eu assumi o risco de passar por esses três estágios publicamente, na internet, e *todos os dias*, sabendo que com o tempo as coisas mudariam.

Hoje, após dois anos de sistema, modelos, atletas, todo tipo de gente já aderiu ao programa, o que me dá grande alegria em termos de missão de vida. Em ciência, o crédito vai para o homem que convenceu o mundo de uma ideia, e não para aquele que pensou nela primeiro. E pelo meu caminho eu já convenci milhares de pessoas das pesquisas que fiz, e sou realizado por isso.

Seja muito bem-vindo às próximas 8 semanas. Quem consegue resultados com o Q48 em geral possui uma ou todas estas quatro características: a maioria é preguiçosa, ou não tem tempo, ou odeia fazer exercício de longa duração, ou já tentou alguma dieta maluca para emagrecer. São pessoas comuns, como gosto de enfatizar. E como esse programa funciona?

Entenda melhor o HIIT

Existe um meio mais eficaz de transformar seu corpo sem ficar horas e horas na academia ou se exercitando, e esse treino pode durar de 5 a 15 minutos de 2 a 6 vezes por semana. Ele é apoiado por bases científicas e práticas, pois testei em centenas de alunos que passaram pelas minhas mãos.

No HIIT, você consegue manter seu metabolismo ativo queimando gordura por, em média, 48 horas após o treino. Isso quer dizer que, se você treinar na segunda à noite, os exercícios surtirão efeito até quarta à noite, mesmo se estiver vendo novela. Seu metabolismo permanecerá ativo queimando gordura.

Como já disse antes, para conseguir ativar esse gatilho poderoso de queima é preciso prestar atenção em alguns pontos:

- O máximo de esforço deve ser feito entre 10 e 60 segundos;
- Existe a necessidade de intervalos de descanso entre os esforços máximos (que podem ser de 10 a 60 segundos);
- Como esse treinamento é mais intenso, não existe a necessidade de ficar horas e horas treinando; em poucos minutos o gatilho já é ativado (em geral, entre 4 e 30 minutos no máximo, de acordo com os esforços e os intervalos de descanso).

Como funciona um treinamento típico Q48?

Para deixar nossa explicação mais clara, vamos a um exemplo de um treinamento Q48 feito em casa sem o uso de aparelhos, apenas com o peso do corpo, e que consome somente 4 minutos do seu dia. Vamos lá:

- AQUECIMENTO
  1 minuto (30 segundos de polichinelo e 30 segundos de agachamento)
- EXERCÍCIO 1 (alta intensidade)
  Burpee – executar o movimento por 20 segundos
- DESCANSO ATIVO
  Corrida parada – executar o movimento por 10 segundos
- EXERCÍCIO 2
  Montanha alpinista – executar o movimento por 20 segundos
- DESCANSO ATIVO
  Corrida parada – executar o movimento por 10 segundos
- EXERCÍCIO 3
  Abdominal com as pernas elevadas – executar o movimento por 20 segundos
- DESCANSO ATIVO
  Corrida parada – executar o movimento por 10 segundos

Esse é um exemplo de treino Q48 de apenas 4 minutos. Você deverá realizar esse circuito na sequência e, depois que chegar ao último exercício, deverá repetir mais uma vez, assim o treino totalizará 4 minutos.

O exemplo proporciona três fatores que fazem com que o gatilho do Q48 horas aconteça. Em primeiro lugar, um grande número de grupos musculares é trabalhado, elevando abruptamente o gasto calórico e otimizando seu tempo e seu esforço. Além disso, como se trata de um treinamento mais intenso, ocorre a potencialização da ativação de algumas enzimas e de hormônios que atuam na redução da gordura corporal. E, por último, como o desgaste dos substratos de energia é grande, nosso corpo demora mais para fazer sua reposição. Isso significa que seu corpo deve trabalhar mais para restabelecer o equilíbrio no momento em que você está em repouso.[1]

Por que esses resultados aparecem?

O Q48 é um treino não intuitivo

O programa Q48 é um treinamento não intuitivo. Mas o que é isso? Não intuitivo significa algo que vai contra o senso comum, algo que já enfatizamos bastante. Enquanto a crença comum é a de que fazer mais o levará a perder mais peso, eu consegui provar, com a ajuda de pesquisas e testes, que é justamente fazer menos que dá mais resultado. O mesmo ocorre com muitas outras coisas na vida: antes acreditávamos que quanto maior fosse um livro, por exemplo, mais informação ele teria e mais satisfeito o leitor estaria de pagar muito dinheiro por aquele material. Hoje um livro grande significa apenas que você vai gastar muito tempo, e que um conteúdo resumido o ajudaria mais. O senso comum não vale mais, e quebrar paradigmas nunca é demais, certo?

Entendi que a soma clássica 1 + 1 para o corpo humano não dá o resultado final de 2. Nós não funcionamos pelas regras da quantidade, ou seja, utilizar mais gordura e mais tempo no exercício não significa necessariamente perder mais peso. Isso foi comprovado por um pesquisador já citado no capítulo 2, o Angelo Tremblay. Ele realizou uma pesquisa com dois grupos de pessoas. Um desses grupos fazia exercício aeróbio contínuo e o outro, exercício de alta intensidade. Assim, comprovou que no exercício curto de alta intensidade você utiliza mais glicose ou glicogênio. O resultado final da pesquisa demonstrou que não há diferença entre o treino longo e o treino curto de alta intensidade.

Tremblay provou há mais de vinte anos que não é necessário usar mais gordura para perder peso, mas até hoje a maioria dos especialistas defende a ideia contrária. Mais tempo e mais gordura não é igual a maior emagrecimento.

---

[1] Assista ao vídeo no qual demostro esse circuito em: <www.livroq48.com/treino-q48>.

Esqueça os números

Precisamos começar a entender nosso corpo melhor e enxergar que o ser humano funciona como na Biologia. O que isso quer dizer? Não é Matemática ou Contabilidade. Isso fica claro quando você percebe que o sistema de contagem de calorias não funciona para a maioria das pessoas, porém, é hoje o mais confiável segundo grande parte dos especialistas. A realidade é que gastar mais calorias não significa maior emagrecimento. E muita gente se engana e se frustra gastando muita caloria, mas continua com o mesmo corpo e os mesmos resultados na balança.

Lembra-se daquele estudo científico publicado em 2003 pelo pesquisador Donnelly que descrevi no capítulo 1? Recapitulando, Donnelly selecionou 131 pessoas com sobrepeso e as dividiu em dois grupos. O grupo A fazia exercício aeróbio contínuo 5 vezes por semana por 45 minutos (3 horas e 45 minutos por semana) e dieta, enquanto o B serviu apenas como grupo controle. O acompanhamento foi feito por 16 meses. Os resultados foram frustrantes, uma vez que no fim do período (quase um ano e meio) os homens do grupo estudado perderam somente 5 quilos, e as mulheres, apenas 200 gramas. Qualquer um desanimaria com esses resultados, não é mesmo? Por isso, esqueça, você nunca mais precisará se matar na esteira, no elíptico ou na bicicleta para emagrecer e ficar saudável.

Diminuição do quociente respiratório (QR)

O quociente respiratório (QR) é uma medição qualitativa, da utilização de substratos, como carboidrato, proteína e lipídios, pelo organismo. Essa medição é feita por meio da calorimetria indireta (CI). A CI mede a produção de energia a partir das trocas gasosas do organismo com o meio ambiente, e é calculada com base nos equivalentes calóricos do oxigênio (O_2) consumido e do gás carbônico (CO_2) produzido. Como partimos do princípio de que todo oxigênio consumido é utilizado para oxidar os substratos energéticos e que todo o gás carbônico produzido é eliminado pela respiração, é possível calcular a quantidade total de energia produzida. A relação entre o volume de CO_2 e o volume de O_2 é o QR, assim é possível conhecer o tipo de substrato que está sendo oxidado por um indivíduo.[2]

Alguns estudos mostram que o aeróbio de longa duração não altera o QR – que mede nosso gasto de energia, como acabamos de mostrar. E o que isso significa? Quanto mais baixo for o QR, maior é a utilização de gordura em repouso. Enquanto isso, o treinamento intervalado de alta intensidade diminui esse quociente a níveis drásticos. Treinar com mais intensidade por menos tempo o faz perder gordura mais depressa. Quem verificou isso foi o pesquisador Erik Richter, já em 1998.

Um pouco mais da ciência do aumento do metabolismo de repouso

O corpo humano possui três componentes que auxiliam no gasto calórico diário, os quais podem ser divididos de maneira didática:

- Taxa metabólica de repouso (TMR): compreende entre 65% e 75% do gasto calórico total e corresponde ao gasto em repouso completo, em qualquer hora do dia;
- Efeito térmico do alimento (ETA): compreende entre 5% e 10% do gasto calórico total e está associado ao gasto energético da digestão, à absorção e ao armazenamento dos alimentos;
- Efeito termogênico da atividade física (ETAF): compreende entre 15% e 30% do gasto calórico total e está associado ao gasto calórico que o exercício em si promove, segundo James Levine (2004).

---

[2] Fonte: Marques, Camila Garcia. O que é quociente respiratório? *Nutritotal*, 31 jan. 2006. Disponível em: <http://www.nutritotal.com.br/perguntas/?acao=bu&categoria=23&id=345>.

O exercício pode trazer alterações em dois desses componentes: na TMR, ocasionando distúrbios; e no ETAF, como gasto calórico direto da atividade, aumentando o déficit de calorias, o que é evidente em exercícios de alta intensidade.

Roald Bahr comprovou em 1992 que esses distúrbios na TMR pós-estímulo estão correlacionados com a intensidade do exercício, e não com o volume, pois estudos relatam aumento significativo no consumo de oxigênio pós-exercício (EPOC) ocasionado pelo modo como foi realizado, e não pelo tempo.

Já outro pesquisador, John Speakman, comprovou que o EPOC compreende entre 5% e 10% da TMR, induzindo a aumento no consumo energético, tendo como principal substrato os lipídios – ou seja, tem um foco na queima de gordura. Outros fatores contribuem para essa alteração na TMR, tais como a ressíntese de glicogênio a partir do lactato, redistribuição de íons dentro de alguns tecidos e a ressíntese de fosfagênios, todos estes veementes subprodutos do metabolismo anaeróbio. Traduzindo: no processo de repouso, ou seja, após o treinamento, seu corpo continuará trabalhando para restabelecer o equilíbrio, aumentando, assim, o metabolismo no repouso por meio dessas ações.

Com base nos estudos de caso de quem fez o Q48 e me enviou seus dados, a média de perda de peso para quem tem obesidade é de 17 quilos, enquanto para quem tem apenas sobrepeso é de 10 quilos e para quem possui alguma gordura localizada é de 6 quilos. É claro que o resultado sempre varia de pessoa para pessoa, como vamos ver no capítulo 5. Muita gente perde menos peso, mas perde bastante gordura e ganha massa magra. A média serviu mais para que eu conseguisse comprovar nossa efetividade. E tudo isso ainda lhe permite comer mais (sem exagero, claro).[3]

---

[3] Você pode ver mais detalhes sobre os temas deste capítulo em: <www.livroq48.com/perda-de-gordura>.

Sobre gordura abdominal

A maioria das pessoas que está lendo este livro com certeza já se perguntou se vai conseguir perder barriga, a temida gordura abdominal, que gera tantos problemas de saúde. Muitos estudos mostram que você consegue perder mais barriga, especificamente com o treinamento de alta intensidade, por conta do aumento da produção de hormônios como adrenalina, noradrenalina e GH, que são os grandes aliados na perda de gordura abdominal. Quanto maior a intensidade desses hormônios, maior é a redução da gordura localizada.

É um problema comum entre as pessoas, até para quem tem disciplina com dieta e academia, emagrecer bastante e continuar com a gordura abdominal. Quem tem tendência a engordar, como falamos coloquialmente – isto é, quem ganha peso demais na gravidez, ou sempre foi uma criança gordinha, por exemplo –, apresenta uma dinâmica na qual as células de gordura diminuem de tamanho, porém não de quantidade. No caso dessas pessoas é necessário estar sempre atento para não abandonar o programa. Agora, quem se torna obeso na fase adulta não só aumentou o tamanho das células de gordura como também as multiplicou, isto é, aumentou o número dessas células, e aí, consequentemente, o processo de emagrecimento se torna um pouco mais complexo.

"O último degrau da sabedoria é a simplicidade"

A simplicidade do nosso método está em saber que seu corpo vai continuar trabalhando mesmo quando você estiver em repouso. E essa informação é importante, uma vez que o treino é de menor duração e trabalha com vários grupos musculares ao mesmo tempo. O que é simples muitas vezes assusta as pessoas e até as deixa ressabiadas.

O único motivo para fazer o exercício aeróbio de longa duração é se você realmente adora correr por muito tempo, porque, em termos de benefícios, ele não é vantajoso.

O sistema Q48 é mais eficaz do que o treinamento aeróbio de longa duração (que eu costumo chamar de "treino de expectativa constante", uma vez que a expectativa nunca acaba e você nunca emagrece. Schuenke verificou alterações de metabolismo por um período de até 38 horas após treinamentos de alta intensidade de poucos minutos.

Então, por que o sistema se chama Q48? Eu adiciono à informação de Schuenke o quociente respiratório, que diminui até onze horas após o treino e também provoca uma alteração no metabolismo, queimando, assim, mais gordura. Fazendo a conta, temos em média 49 horas – por isso adaptei para Q48. Para você ter critério de comparação: no treino longo, nosso metabolismo fica mais acelerado por no máximo 12 horas. Então, é como se seu corpo ficasse no piloto automático por muito mais tempo.

Além do metabolismo acelerado, existe também uma alteração bioquímica hormonal promovida pelo HIIT. É possível elevar a produção de hormônios que fazem a redução de gordura, principalmente na região da barriga, como o GH, a adrenalina e a noradrenalina. A quantidade desses três hormônios se eleva no corpo depois do treino, e assim você perde peso. Diversos estudos comprovam esse efeito bioquímico, especialmente o de Gibala (2006).

A menor duração do treino traz um custo-benefício melhor, observando-se que um treino de 2 até 20 minutos de exercício intenso já consegue promover as alterações de metabolismo que citei. Quem verifica isso é Tabata, em 2007, que mostrou que você não precisa desperdiçar muitas horas do seu dia para investir em exercícios, pois existe um tipo de exercício mais inteligente, como é o caso do HIIT.

Então, quando pensar em exercício físico, não pense tanto em "quanto", mas em "como". O "como" significa prestar atenção em seu nível de intensidade para fazer aquele exercício. Não adianta fazer 200 abdominais por dia, sem dar o máximo de si. Tenha em mente que menos é mais. O corpo não é intuitivo, como comprovou Tremblay, em 1990; não se trata de "quanto mais faço, mais acontece. Mais calorias gastas, mais magro eu fico". Então, trabalhe de acordo com o próprio corpo, e como bônus ganhe mais tempo para aproveitar o melhor da vida. Cito essas fontes para provar que o objetivo do Q48 é o emagrecimento rápido e sólido.

Conheça Edson Castilho, 33 anos e menos 25 kg de gordura

Edson Castilho, de São Paulo, que chegou aos 95 quilos (25 quilos acima do ideal), sentiu a saúde se deteriorar ao ver os exames apontando altas taxas de colesterol e triglicérides devido ao sobrepeso.

O estalo de que precisava emagrecer ocorreu quando ele ganhou de presente da esposa uma camiseta tamanho GG. Ele adorou o presente, mas não lhe serviu. A maior numeração não o atendia mais, e o que seria um momento feliz transformou-se em frustração.

Ele afirma que não consegue desviar a atenção da família para uma academia duas horas por dia ou algumas vezes da semana, pois já trabalha tanto que não quer perder ainda mais a convivência com quem ama.

Edson conheceu o Q48 por meio de colegas no Facebook e no começo desconfiou dos resultados, mas mesmo assim aderiu ao programa. Ele decidiu dar uma chance ao sistema, acompanhado da esposa. Como estava muito sedentário, Edson relata que no começo foi muito difícil cumprir o treino, mesmo sendo tão curto. Ele começou com a sequência de 5 minutos e ainda assim não conseguia terminar. Com a insistência, foi se tornando mais resistente e passou a sentir que o corpo estava ficando mais quente e suado durante os treinos, foi então que começou a perder peso. Desse modo, foi criado um ciclo virtuoso de resultado, o que o motivou cada vez mais, fazendo-o treinar com mais vontade e obter ainda mais resultados.

Em dois meses, Edson perdeu 10 quilos. A camiseta que havia ganhado da esposa finalmente lhe serviu e ficou até folgada. Já ela, que havia acompanhado o marido na primeira fase de exercícios, eliminou 8 quilos! Ele conseguiu unir as duas necessidades que mais gritavam ao longo do processo doloroso do sobrepeso: emagrecer e passar mais tempo com a família.

Ao longo de cinco meses, Edson emagreceu mais 15 quilos, eliminando um total de 25 quilos de sobrepeso que carregava. Sua autoestima aumentou consideravelmente, ele reconhece, e o processo foi gratificante por ter devolvido sua autoestima sem lhe tirar o tempo e a convivência com a família.[4]

[4] Veja o Edson contando mais da sua história e os resultados do Q48 neste link: <www.livroq48.com/edson-castilho>.

Capítulo 4

Use seu equipamento mais poderoso

Qual é sua visão de si mesmo?

Se você me perguntar qual é o aparelho mais eficaz para emagrecer, não preciso pensar duas vezes antes de responder: é o cérebro. A grande ferramenta do Q48 é sempre se manter rápido e efetivo para que você se sinta motivado, e para isso seu estado de espírito vale mais do que qualquer equipamento. O processo de emagrecimento começa na cabeça, e não no corpo.

Para poder usar o poder máximo dessa ferramenta, você precisa parar imediatamente de viver uma mentira. Pare de negar que seu potencial de mudança é maior do que você imagina, pare de negar que você quer um corpo bonito e definido. A pior autossabotagem é começar um novo programa, mas, no fundo, ainda acreditar que a vida é assim mesmo, que na verdade ninguém muda, e você menos ainda. É manter o pensamento de que você sempre foi gordinho ou gordinha e que, depois de mil dietas, ainda não emagreceu e não é agora que vai conseguir. Isso não ajuda. Essa atitude o joga para baixo. No entanto, não adianta negar, porque sei que diz isso para si mesmo em diversos momentos do dia e enquanto lê este livro.

E sabe por que você se pega repetindo isso sem perceber? Porque se trata de um dogma, uma crença tão enraizada na sociedade que internalizamos como se fosse nossa. Por isso pedi na "Introdução" que deixasse esse pensamento para trás. Existem dogmas muito cruéis na sociedade em que vivemos, como a ideia de que ser feliz é difícil, de que emagrecer é impossível, de que você não tem tempo nem disciplina para isso, de que na vida é preciso sofrer muito para alcançar nossos sonhos. Tudo isso é dogma, e o dogma alimenta-se de nosso medo de sair da zona de conforto.

Pense que existe, SIM, dentro de você uma pessoa que consegue sair de casa cedo de manhã (sem sofrer), que gosta de exercícios, que se vê mais magra e mais atraente, que não tem problema em ser olhada e admirada pelo corpo novo que conquistou. Você, na verdade, tem medo de assumir essa pessoa para o mundo e não conseguir manter essa mentalidade por tempo suficiente para ver a própria mente transformar a realidade e seu corpo reagir. Você tem medo de desistir publicamente, como já fez tantas vezes. Então, se não consegue colocar a confiança necessária em si mesmo, coloque-a em mim: VOCÊ NÃO VAI DESISTIR.

Esse método é diferente demais? Você não conhece ninguém que faz isso? Pois ouse ser diferente, e ouse desde já. Pare de ter medo. E eu garanto: o resultado será tão bom que não tem como desistir.

Se você quer emagrecer, não diga a si mesmo: "Quero emagrecer!", diga: "Eu me comprometo a emagrecer!". Fale com um amigo, conte para a família; se você gosta de escrever, crie um blog para relatar sua jornada de emagrecimento, torne esse processo sua missão pública. Não basta querer, é preciso se comprometer publicamente.

Daqui a um ano você vai desejar ter começado hoje

O tempo vai passar de qualquer jeito. Então abra a porta para se conhecer melhor e não deixe tudo para amanhã. Seu corpo nunca mais será tão jovem quanto é hoje, e daqui a um ano você vai olhar para trás e pensar: "Eu queria ter começado quando estava com aquele livro nas mãos". Porque não importa quanto peso você precisa perder, o tempo vai passar invariavelmente, levantando-se da cadeira agora ou não. Você quer ser a pessoa que sempre sonhou ou prefere nem tentar? O que você tem a perder, além de peso?

Por que tanta gente não consegue chegar lá quando falamos de emagrecimento? Por que você tantas vezes não conseguiu? Lembro-me sempre de uma frase do Roberto Shinyashiki que diz: "Tudo o que um sonho precisa para ser realizado é ter alguém que acredite nele". E quem precisa acreditar em seu sonho de ter um corpo e uma saúde invejáveis? Você! Só depende de sua crença, de quão dedicado você está ao seu sonho. Se você se pergunta se vai conseguir, sua programação mental é de dúvida, não de resultado. Eu garanto o sistema de exercícios, mas não consigo garantir seu sistema mental. Quão firme você está em seu sonho?

Você pode me dizer que o método não funciona, mas tenho mais de 35 mil pessoas que falam por mim, e mais de 184 mil inscritos no canal do YouTube que assistem aos vídeos, conhecem as histórias de quem se permitiu tentar.

Você pode ler este livro, analisar toda a comprovação científica que levantei e mesmo assim não acreditar, mas talvez, se tentar por uma única semana, não precise de toda essa ciência para aderir ao programa. A bem da verdade, os alunos que começaram com o Q48 muitas vezes sequer pensaram na pesquisa que realizei, eles estavam, de fato, focados em seus objetivos de emagrecimento e fortalecimento.

Talvez esteja preocupado com preço, mas sem dúvida já gastou muito dinheiro com tratamentos estéticos, dietas, shakes, academias e roupas que pudessem fazer você se sentir um pouco mais confortável com o próprio corpo. Comece o Q48 sem ter de gastar nada, apenas 15 minutos do seu dia. Comece simplesmente e veja a amplitude dos resultados.

Proponho pegá-lo pela mão e ajudá-lo, assim como já fiz com tantos alunos. É muito simples me contatar, comprovar a eficácia do que criei; é muito fácil encontrar depoimentos e saber da seriedade do sistema.

O toque de ouro

Acima de tudo: para ter a mente fortalecida, procure um mentor ou treinador. Se não conseguir uma pessoa para orientá-lo logo no início, tenha um parceiro que o apoie, que saiba viver esse desafio com você; que consiga colocá-lo na linha sem desistir. Esse é um dos segredos mais importantes para alcançar o sucesso quando se fala de emagrecimento.

Afinal, a maioria das pessoas tem objetivos em mente, mas na realidade *não sabe como* chegar até eles. Elas até pensam que sabem, mas, como estamos na era da informação, acabam não escolhendo o melhor caminho.

> "Eu não posso mudar a direção do vento, mas posso ajustar as minhas velas para sempre alcançar o meu destino."
>
> Jimmy Dean

E se você estivesse nesse barco, quem ajustaria as velas para você? Com a ajuda de um especialista em navegação, você se sentiria mais seguro? Acredito seriamente que sim, pois, apesar de saber para que lado sopra o vento e aonde realmente quer chegar, o ajuste das velas se torna imprescindível para alcançar seu objetivo. Em nosso caso, esse ajuste é muito importante, pois com qualquer erro você pode se perder no meio do oceano.

Pense agora, quem ajustou as velas para Roger Federer se tornar o maior tenista de todos os tempos? Seu treinador. Quem ajustou as velas para Michael Phelps ganhar 18 medalhas olímpicas? Seu treinador. Os exemplos são infinitos, e tenha certeza de UMA coisa: se quer realmente emagrecer, sentir-se mais atraente e mais saudável, não poderá fazer isso sozinho de maneira rápida e até mesmo fácil. Tenha um mentor/treinador que o encoraje a chegar lá, dê-lhe suporte e forneça os caminhos certos, mais curtos e seguros.

Barriga chapada é sonho?

Muitas vezes, também, queremos muito algo, mas não temos coragem de assumir. Quando você entra em um processo de emagrecimento, qual é o benefício de ter uma barriga chapada ou uma barriga grande? O que muda na vida de alguém que começa essa jornada?

Nos cases de meus alunos que já alcançaram seus objetivos, observo que, para eles, muitas vezes ir à praia, viajar, e, em vez de apenas se sentir bem (como eu quero que você se sinta sempre), mas se sentir ótimo – olhado e admirado – é um momento de virada na vida. Parece bobagem dizer que conquistar a barriga chapada muda a vida, parece superficial, mas mexe demais com a autoestima, e o faz reconstruir as crenças sobre si mesmo.

No entanto, quando a autoestima está elevada, tudo parece ser mais fácil, o benefício estético chega a parecer pequeno perto do benefício pessoal e até profissional. E, é claro, traz o maior benefício de todos, que é o ganho de saúde. Pense na influência que sua barriga, a qual muitas vezes você prefere ignorar, poderia ter em sua vida, em sua autoimagem, na maneira como você se vê. Trata-se de uma mudança de visão, você deixa de se olhar no espelho e se chamar de procrastinador, mole, preguiçoso, para se imaginar focado, bonito, confiável. Quem começa a dizer essas qualidades a si mesmo logo estimula também o crescimento profissional – autoestima é contar histórias diferentes sobre si mesmo, e com elas mudar sua realidade, então é por isso que preciso que você se concentre. Afinal, conseguir concentrar-se em algo e ir mais longe no emagrecimento é alterar a própria vida de um jeito que você não se via capaz. Queira! E, mais ainda, comprometa-se de corpo e alma!

Reveja seus hábitos

No livro *O poder do hábito*, de Charles Duhigg, aprendi que os hábitos formam nossos sucessos ou nossos fracassos. Estudar os próprios hábitos, como funcionam e influem em sua vida é essencial. Para isso, seja um bom observador de si mesmo. Identifique quais são os costumes que o impedem de emagrecer. Em geral são a preguiça, a falta de tempo, a falta de motivação. Muitos deles já estão resolvidos na estrutura do Q48, mas o sistema só funciona se sua cabeça autorizar.

Identifique um hábito que o incomoda e o impede de fazer o que quer, como comer um doce no trabalho todas as tardes. Esse é um dos exemplos do livro. Duhigg percebeu que precisava de um cookie todos os dias e que isso lhe trazia ganho de peso. Então, qual é seu hábito tóxico que impede seu emagrecimento?

O primeiro passo para se livrar do hábito que o atrapalha é compreendê-lo. Por exemplo, de onde vem sua preguiça? É porque você está cansado? Se for isso, dormir mais cedo pode resolver. Ou é porque você prefere fazer outra coisa, como ver TV? Será que aprender a sequência de treino e fazê-la na frente da TV não pode ser uma solução?

Duhigg provou que o hábito tem três etapas: gatilho ou sinal, rotina e recompensa. O gatilho é o sinal do hábito, o que o desencadeia; a rotina é o próprio hábito, e a recompensa é o que você ganha com aquele hábito (acredite, na nossa mente até a preguiça traz benefícios).

Quando Duhigg pensou mais profundamente sobre seu hábito de comer um cookie todas as tardes, tentou recriá-lo de diferentes formas: tomar apenas um café, conversar com os colegas, caminhar um pouco... E percebeu que não era do cookie que gostava, mas de interromper a rotina de trabalho e da socialização com os colegas que isso proporcionava. Em outras palavras, era possível conseguir aquilo de que precisava sem engordar; o cookie era a parte do hábito que atrapalhava sua vida, mas era uma recompensa que poderia ser facilmente substituída por cinco minutos de conversa e relaxamento entre os colegas, sem açúcar e gordura envolvidos.

Então, vá por passos:

1) Identifique o costume que você quer mudar: sedentarismo, preguiça, falta de ânimo para acordar cedo;
2) Descubra que recompensa você busca com isso: uma hora a mais de sono, conforto, poupar-se de exposição;
3) Entenda o sinal para isso: se toda vez que chega em casa cansado e liga a TV, o tempo passa sem você perceber, então vá direto para a cozinha e providencie o jantar ou tome um banho; entenda seus gatilhos;
4) Faça um plano para substituir sua recompensa ao alterar a rotina (como comprar uma roupa nova ao atingir uma meta de medidas).

Entenda aonde quer chegar com o Q48. Quer ir para a praia e se sentir bem? Ir ao casamento de sua filha na melhor forma? Ou simplesmente resolver uma pendência de muitos anos consigo mesmo? O que o motiva? Qual será o mestre de sua decisão? Pegue essa resolução e estude os hábitos que estão no caminho dela. Vamos eliminar um a um, assim como os quilos extras?

É importante entender que o processo de emagrecimento depende exclusivamente de sua preparação mental. Não basta praticar um exercício com a promessa de perder peso, é preciso acrescentar outros hábitos à vida. A diferença entre pessoas que conseguem chegar ao objetivo final e aquelas que não conseguem é, basicamente, a questão mental. É preciso mudar o que chamamos de modelo mental, pois emagrecer é transformar a maneira de lidar com o corpo.

Para reconstruir sua relação com o corpo, dê um passo de cada vez. Não adianta colocar um objetivo final muito grande, como planejar perder 10 quilos em um prazo impossível de uma semana, isso não vai acontecer! Trace a meta macro e divida-a em etapas menores. Para o Q48 a metodologia mais interessante é dividir as conquistas por semanas e tirar suas medidas com frequência, conforme vai aprender no próximo capítulo. É fundamental acompanhar os progressos para se manter motivado.

Direcione seu foco para algo tangível, como vestir uma roupa que não serve mais, estar mais magro para uma viagem, um casamento ou uma data especial. Dessa forma fica mais fácil estipular um prazo para que a mudança aconteça. A partir daí, exercitar a mente e o físico começa a fazer sentido no contexto desse desafio. Para tornar tudo ainda mais fácil, aplique técnicas como a visualização, ou seja, coloque uma foto da roupa em um lugar de fácil acesso. O contato com o objetivo vai, automaticamente, estimular seu cérebro a trabalhar em função de sua meta.[1]

Controle sua compulsão por comida

Entrevistei o especialista em desenvolvimento pessoal André Lima em 2014 para o canal do Q48 no YouTube.[2] Ele trabalha com algo chamado *Emotional freedom techniques* (técnicas de liberação emocional). Trata-se de um sistema de liberação emocional para que você consiga tomar decisões difíceis. Muitas vezes temos o melhor programa de treinamento e alimentação, mas as pessoas não obtêm resultados por causa da atitude mental. Um dos maiores empecilhos para o sucesso está na compulsão alimentar – em especial, doces e comidas gordurosas. Posso

---

[1] Falei dessas dicas de *mindset* (ou configuração da mente) pela primeira vez para a revista *Suplementação*. Confira no endereço oficial: <www.livroq48.com/mindset-revista-suplementacao>.

[2] Assista a essa entrevista exclusiva em: <www.livroq48.com/entrevista-andre-lima>.

falar sobre isso com muita propriedade, porque amo doces e acredito que boa parte das pessoas que estão acima do peso também. Nós, brasileiros, amamos doces, e eles estão por todo lugar nos tentando.

Lima explicou que em geral nossa compulsão existe para evitar que lidemos com emoções complexas, que geram a ansiedade. Preocupações com o futuro, inseguranças, dúvidas, problemas de trabalho, família, enfim, preocupações que todos nós temos e que nos exigem muito em termos emocionais. Essas emoções não tratadas geram ansiedade, tristeza e sofrimento. Como não sabemos lidar com elas, buscamos um prazer momentâneo que as mascare. A comida, por exemplo, tem esse efeito (e as drogas também!): por um momento tudo é mascarado; mas não se engane, logo depois esses sentimentos o assombrarão de novo, e você voltará a comer. Se você se dedica a tratar o que está "pendente" em termos emocionais, a compulsão começa a perder o motivo de existir. É um trabalho profundo de autoconhecimento em busca de mudanças de hábitos.

Se necessário, renuncie

Pense em algum sonho que já tenha conseguido realizar. Como passar no vestibular, conseguir aquela vaga de emprego que queria muito, conquistar o amor de sua vida, aprender a tocar a música preferida de sua mãe no piano, levar seu filho para viajar para o exterior pela primeira vez. Pense em um sonho que, quando você realizou, lhe trouxe um sentimento de alegria enorme. Pensou? Agora volte um pouquinho o filme mental desse sonho. O que aconteceu no caminho para realizá-lo? Aposto que isso exigiu muitas renúncias. Renunciar a um sábado à noite para ficar em casa estudando, ou a algumas horas de sono para trabalhar mais, ou a algum hábito antigo.

Não tenha medo de renunciar. Nós temos a cultura de associar nossas renúncias a perdas, mas, quando a renúncia vem de você, de seu livre-arbítrio – o poder de decisão que todos temos –, ela é tudo, menos uma perda. Olhe para o que você ganha quando renuncia. Veja como o gosto daquele bombom, que você já comeu milhares de vezes em outros momentos, não será igual à sensação de colocar um traje de banho e se sentir à vontade na praia *pela primeira vez*. Chegar em casa após o trabalho e ligar o cronômetro para fazer seus quinze minutos de Q48 pode até ser cansativo, mas o conforto da preguiça – uma sensação que você já se deu de presente milhares de vezes – não será tão satisfatório quanto entrar naquela roupa que já não lhe serve há tempos e se ver no espelho como sonhou. A que você vai renunciar para conquistar o corpo que merece? Uma pizza? Um sofá? Um bombom? Coloque isso na cabeça. Nada cai do céu e não é por nada que você tem sonhos. Você merece ser feliz.

Conheça Lucas Leal, 17 anos e menos 16 kg de gordura

Lucas Leal, que tem apenas 17 anos, sempre foi muito ansioso. Ele lembra que desde pequeno amava comer e achava que nada era melhor do que isso. Ao conversar comigo, reconheceu que a ansiedade era o maior vilão de seu emagrecimento. De início, ficar ansioso o deixava sem vontade de comer, mas, quando o pico de ansiedade baixava, ele comia muito – e ainda por cima preferia doces. Durante a adolescência foi engordando bastante e chegou aos 108 quilos, mas, como é alto, seu aumento de peso não chamava a atenção das outras pessoas. Ele sentia o problema no corpo, principalmente para respirar, pois qualquer caminhada o cansava e seus joelhos doíam – ele pensava até que tinha alguma lesão, ou algum problema, e sempre ignorava o próprio peso.

Lucas conta que já fez academia e não viu resultados, e isso o levou ao Q48; a promessa de transformações surpreendentes em pouco tempo foi muito tentadora. Apesar de ter se encantado com o programa, ele conta que sempre adiava o início dos exercícios. Via os vídeos, sentia-se motivado e pensava "Amanhã eu faço", até que finalmente se decidiu a começar.

Seu estalo para isso se deu graças ao Instagram do Q48, no qual, por meio de depoimentos, ele viu que o sistema funcionava para tanta gente. Quando começou os treinos, percebeu que, mesmo quando passava muito tempo na esteira na academia, não se sentia tão cansado como no final de um treino do Q48, e teve dificuldade de terminar os primeiros. Ele ainda gostava muito de fazer musculação e encontrou a combinação perfeita juntando o treino com o Q48. Acrescentou algo de que gostava a algo que dava muito resultado. Como o treino era de alta intensidade, Lucas começou a se preocupar com o ritmo da respiração, que já sentia ser precário em repouso, e percebeu que, se seguisse o treino à risca, conseguiria resolver seu problema de fôlego.

À medida que emagrecia, a respiração melhorou muito, a falta de ar passou e o cansaço também. Ele emagreceu 16 quilos em 3 meses. A sensação de vestir roupas que antes não lhe serviam e vê-las ficando largas não tem preço. Além disso, constatar que teve determinação e força de vontade para chegar aonde queria se tornou um orgulho indescritível. O Q48 mudou sua vida e se estabeleceu como o caminho que escolheu para manter a forma física para sempre.[3]

[3] Veja a história e os resultados incríveis que Lucas obteve em: <www.livroq48.com/lucas-leal>.

Capítulo 5

Prepare-se para começar

Agora que você já sabe tudo o que precisa para entender o funcionamento do sistema Q48, chegou a melhor parte: começar! É preciso se preparar para fazer um programa efetivo e comprometer-se com o tempo ao qual se propôs, afinal, não é muito. O sistema é simples, mas estar preparado para essa mudança de vida vai ajudá-lo a não desistir, para que consiga medir seus resultados e comemorar suas vitórias.

Como tirar suas medidas

Esse passo é muito importante. Tirar as medidas é essencial, e sei, por experiência própria, que a maioria das pessoas que está acima do peso tem horror a se medir e se pesar. No entanto, esse passo não pode ser deixado para trás. Com ele chega também o momento de se comprometer com sua nova realidade. Encare os números na fita métrica e na balança, para depois avaliar o resultado e ficar muito feliz, eu garanto.

Aqui, vou ensiná-lo a se medir e fazer as próprias fotos para, ao longo do programa e no fim, analisar seu "antes e depois".

Use uma fita métrica simples, como aquelas que são vendidas em papelarias ou lojas de armarinhos; não precisa ser nada caro nem com alguma função especial. Vou explicar detalhadamente a medição tanto para mulheres quanto para homens.[1]

Faça uma planilha especialmente para isso. Ela precisa ter espaços para você registrar seus resultados semana a semana. É muito importante ter o controle dessas medidas, porque algumas pessoas, em duas, três, quatro semanas, perdem peso, mas outras não veem tanto resultado na balança, pois ganham um pouco de massa muscular. Ao controlar as medidas, você saberá se realmente está perdendo gordura. Então, não se espante se em duas ou três semanas a balança permanecer igual ou não alterar tão significativamente. Fique de olho nas medidas mesmo, não se esqueça de monitorá-las.

---

1 Se preferir, pode acompanhar o vídeo que descreve a medição. Acesse: <www.livroq48.com/medidas>.

Para as mulheres, a primeira medida é a da região peitoral. Você precisa erguer o braço lá em cima e tirar a medida da linha que passa bem abaixo da axila. Agora é a vez dos braços, fazendo a medição na área entre o ombro e a articulação do cotovelo, com a fita bem no meio do braço relaxado. Meça os dois braços.

A próxima é a cintura. Você deve medi-la pela menor circunferência, e depois o abdômen, que é a área de maior circunferência. Depois você mede o quadril, que deve ser medido na região de maior circunferência. Então, você parte para as coxas. Abra um pouco as pernas e meça a circunferência bem no meio do espaço entre a virilha e o joelho. Faça isso para as duas coxas e anote cada resultado.

Aí, vem a medida da perna, quando digo perna me refiro à panturrilha, na realidade. Você vai medir o ponto de maior circunferência também. Meça as duas pernas e anote.

Pronto, você acabou de tirar as medidas simples. Agora, tenha um espaço na planilha de treino para a somatória das medidas. Se optar pelo calendário do Q48 disponível na área VIP do programa, ele já terá esse espaço reservado. Some os valores de todas as medidas e acompanhe não só medida por medida, mas a somatória das medidas no período de 8 semanas.

Para os homens, o melhor é tirar as medidas sem camiseta e seguir o mesmo caminho que as mulheres, de cima para baixo. Inicie pelo peito. Para eles, a medida do peito é feita na altura do mamilo. Mantenha a postura ereta. Agora, passe para os braços e meça a área entre o ombro e a articulação do cotovelo, posicione a fita bem no meio do braço relaxado. Não se esqueça de tirar a medida dos dois braços.

Passe, então, para a cintura, e também meça a menor circunferência, em cima do umbigo. Você tem de medir e anotar na planilha. Depois, meça o abdômen, na área de maior circunferência. Considere agora a medida do quadril, que deve ser na região onde existe a maior circunferência. Então vá para as coxas, e lembre-se sempre de medir-se com os músculos relaxados. Na metade da coxa, assim como as mulheres, e não se esqueça de medir os dois membros. E aí termine com as pernas, medindo a panturrilha, na maior circunferência da região.

O intuito de acompanhar o somatório de medidas é poder analisar quanto de gordura você está perdendo, pois, como já disse, você pode não reduzir muito o peso na balança, mas pode diminuir as medidas mais drasticamente.

E, se isso acontecer, encare como uma boa notícia, pois significa a troca de gordura por músculo, o que é ótimo. Afinal, se você tiver mais músculo, no longo prazo terá mais segurança com relação a seu emagrecimento. Seu metabolismo se tornará muito mais ativo, você vai queimar gordura praticamente em repouso, sem fazer nada.

Repito: é importante atualizar suas medidas semana a semana. Preencha a planilha e faça o acompanhamento a cada nova semana. Veja que não peço que use balança, mas lembre-se de que se pesar é sempre bom, então procure a farmácia mais próxima e se pese ali. A minha dica é se pesar no mesmo horário e na mesma balança, se possível, assim você evita discrepância na hora de avaliar seus resultados.

Para fazer suas anotações, sugiro que utilize o modelo de planilha da página seguinte.

Semana	Peito	Braço esquerdo	Braço direito	Cintura	Abdômen	Quadril	Coxa esquerda	Coxa direita	Perna esquerda	Perna direita	Soma	Peso
1												
2												
3												
4												
5												
6												
7												
8												

No entanto, se você optar pelo calendário do Q48 disponível ao adquirir o sistema de treinamento completo,[2] esse processo será mais fácil e prático do que montar a própria tabela. Afinal, o sistema existe justamente para otimizar seu tempo e facilitar a prática de exercícios. Ele não faria sentido se exigisse uma "lição de casa" extensa por parte de quem participa. Recomendo fortemente que você faça o download do calendário que disponibilizei para os alunos do curso.

Fotografias

Outro detalhe importante na hora de avaliar resultados é se fotografar durante o processo, pois, como já diz o ditado, uma imagem vale mais do que mil palavras. Você pode se fotografar com qualquer câmera, com o celular ou uma máquina fotográfica, o importante é ter uma ferramenta para avaliar o antes e o depois. A primeira foto que deve fazer é de frente. Você pode pedir para alguém tirar uma foto ou usar um *timer*, dê dois passos para trás e faça a foto com a postura ereta e sem camisa (as mulheres devem usar um top ou biquíni). Depois, vire-se de lado, ainda com a postura reta, olhe para a frente e faça outra foto. A última foto é de costas, sempre pelo menos dois passos para a frente da câmera para poder focar o corpo inteiro.

Não se esqueça de fazer as três fotos, é muito importante, pois ao longo do processo você perde a noção de como começou e de quanto está progredindo. Os números não têm o mesmo efeito da fotografia, confie em mim. Você verá que o resultado das imagens às vezes é muito maior até que as medidas e que a balança. Se você olhar em meu canal do YouTube,[3] nos depoimentos de quem mudou de vida, as fotos são sempre a parte mais impactante. Depois de 8 semanas, quero ver seu antes e depois, assim como as milhares de pessoas que já fizeram Q48 me mandaram.

---

2 Para ter acesso à área VIP e ao Q48 completo, acesse: <https://www.livroq48.com/area-vip-q48>.

3 Acesse e inscreva-se no meu canal em: <https://www.livroq48.com/depoimentos-antes-e-depois>.

Quando alguém alcança seu objetivo com o Q48 e me envia as fotos e o depoimento, sempre retribuo com um presente especial, porque essa pessoa merece comemorar a própria vitória. O presente é uma camiseta do sistema com os dizeres "Eu mereci!".[4] É lindo ver a alegria de quem ganha a camiseta.

Eu não venderia essa camiseta nem por 1 milhão de reais, porque ela representa seu sucesso e o meu também, ela é a prova da efetividade do Q48 e simboliza o pacto que faço com você de que vai emagrecer, não vai desistir e seus sonhos se realizarão. Por isso não se esqueça de medir seus resultados e fazer o acompanhamento – imagine quando receber em casa sua camiseta também? Acredite, você vai se lembrar dessa data para sempre.[5]

Além das medidas e das fotos, use sempre um calendário de treinos, no qual anotará as horas do dia que você vai dedicar ao treino, e deixe-o sempre junto com a planilha de acompanhamento de medidas. Daqui para a frente vamos falar de treino, então tenha em mente que é essencial respeitar as etapas, as orientações, os tempos, o aquecimento e o alongamento. Queremos fazer uma atividade segura e efetiva, que vai ajudá-lo a emagrecer, a se fortalecer e sentir-se bem.

Agora que aprendeu a medir seu corpo corretamente e a tirar todas as fotos e entendeu que deve se pesar toda semana, tenha consciência para usar essas informações. Permita que esses dados sirvam como uma bússola física.

Imagine-se em uma floresta imensa e sem nenhum aparato ou alguém para guiar seu caminho. O que você faz? Para que lado caminha? Por isso é muito importante conhecer os números e poder avaliar sua evolução. Começar um programa de redução de medidas e emagrecimento sem saber quanto peso perdeu e quanto suas medidas diminuíram é como pegar um trem sem olhar o destino. Qualquer alteração nesses valores será importante para que você acompanhe sua evolução. Depois desse passo, é imprescindível também ter consciência de seu estado e, após a intervenção de exercícios e a alimentação saudável e controlada, visualizar de forma mais palpável sua mudança.

---

[4] Conheça o link <www.livroq48.com/camiseta-eu-mereci>.

[5] Os e-mails devem ser enviados para suporte@queimade48horas.com.

Cuidados antes do treino

Aquecimento

Não se esqueça de usar uma roupa confortável que não restrinja seus movimentos: tênis, calça de malha, legging ou bermuda, camiseta e top confortável. Se estiver vestido assim, tudo fica mais fácil. Quando estiver pronto, parta para o aquecimento.

Aquecer é uma prática comum para a atividade física e funciona como uma medida de segurança para seu corpo, principalmente no caso do treino Q48, que é curto e de alta intensidade. Faça sempre um aquecimento prévio, para prevenir futuras lesões, e, por mais que pareça muito rápido, enfatizo que você não deve negligenciar essa parte de forma nemhuma. Leva apenas 1min20s, não dá nem tempo de ter preguiça, não é mesmo?

O aquecimento é composto de quatro exercícios de vinte segundos cada:

1) Corrida parada, só para elevar a temperatura do corpo e lubrificar as articulações.
2) Polichinelo: pouco a pouco você sentirá a frequência cardíaca aumentar.
3) Agachamento: estique os braços na frente do corpo e agache. Acompanhe sua respiração nesse momento. Inspire quando estiver em cima, agache até chegar a um ângulo de 90 graus com o chão e solte o ar quando subir novamente. Repita esse movimento por 20 segundos, inspirando mais ar quando desce e expirando ao subir. Não se esqueça de inspirar pelo nariz e expirar pela boca.
4) Giros de braço: gire os dois braços 10 segundos para a frente, sem tirar a atenção de sua respiração, depois gire mais 10 segundos para trás.

Com essa sequência simples de exercícios que todo mundo já fez na Educação Física da escola (mesmo que tenha sido há muito tempo!), você se aquece. Com esse aquecimento de 1min20s, você eleva a temperatura do corpo e fica seguro para o treino. No entanto, faço novamente o aviso: não negligencie nenhuma parte do aquecimento, ele é enxuto, e, por isso mesmo, todas as suas etapas são essenciais.

Cuidados depois do treino

Alongamento

Depois de se exercitar, lembre que, mesmo com um treino curto, você exigiu muito de seu corpo e de seus músculos. Então, agora é hora de relaxar, de levar seu corpo de volta ao estado de repouso e acalmar-se depois do desafio. Os alongamentos que uso no Q48 duram apenas 15 segundos em cada posição. Veja como:

1) Dobre uma das pernas para trás do corpo e segure-a nessa posição por 15 segundos. Se você não tiver equilíbrio, apoie-se em algo ou abra o braço para ajudar. Troque a perna e conte mais 15 segundos. Respire fundo e tente relaxar. Segure mais um pouco, solte bem o quadríceps.
2) A seguir vamos alongar o pescoço. Com o braço para trás, puxe o pescoço para o lado, feche os olhos, relaxe e sinta alongar o pescoço. Depois, troque o lado.
3) Cruze a perna esquerda na frente, desça até embaixo, solte bem a coluna. Não precisa empurrar a perna para baixo, apenas solte o tronco e sinta relaxar. Solte a cabeça também, para ficar bem relaxada. Troque a perna agora. Segure lá embaixo, feche os olhos.

Quando terminar, é só tomar um banho e relaxar. E não se esqueça do que falamos no capítulo 4 sobre mudanças de hábitos: você precisa sentir que há recompensa nas novas ações, então, tome banho depois do alongamento com a sensação maravilhosa de dever cumprido.

Cuidados para a prática segura do sistema

O programa é composto de 8 treinamentos na metodologia Q48 somados a 8 desafios que deverão ser seguidos religiosamente para que os resultados apareçam de maneira simples, rápida e principalmente eficaz.

Se você é sedentário, comece sua transformação com o Ciclo da Queima (iniciantes). Se não for sedentário, comece pelo Ciclo da Queima Plus (intermediários).

Para conhecer sua frequência semanal, pense na intensidade que está investindo em cada treino e mude para o próximo; caso não consiga controlar o fluxo de semanas que deverá permanecer em cada nível, consulte o calendário de treinos que vem com o Q48.[6]

A seguir, a estrutura de níveis de condicionamento:

- Ciclo da Queima (iniciante);
- Ciclo da Queima Plus (intermediário);
- Ciclo da Queima Extreme (avançado).

A duração dos treinamentos e dos desafios varia de 50 segundos a 15 minutos no máximo, ou seja, são fáceis de executar.

No entanto, antes de começar sua transformação, siga alguns cuidados para preservar ao máximo sua saúde e para que você alcance os resultados almejados:

Respeite o intervalo de descanso ou ainda dê mais descanso

Os intervalos de descanso foram totalmente ajustados de acordo com a capacidade inicial de uma pessoa sedentária, mas, se mesmo assim você se cansar muito, não hesite em dar 10, 15 ou 20 segundos de pausa entre os exercícios. Lembre-se: devemos preservar a saúde acima de tudo. Se você se sentir esgotado ou mesmo um pouco dolorido

---

6 Para ter acesso ao calendário, você precisa se tornar membro VIP do programa on-line. Acesse o link: <www.livroq48.com/comece-agora>.

após um dia de treinamento, descanse mais um dia. Lembre-se novamente: sua saúde está em primeiro plano.

Recebo muitos e-mails que perguntam: "Está doendo muito no dia seguinte após o treino, o que devo fazer? Treino ou descanso? Essa dor é normal?". A dor é um processo fisiológico normal; ela ativa o mecanismo que vai fazer com que seu corpo se adapte a determinado estímulo, aqui no caso ao Q48.

Então, se ficar dolorido por um ou dois dias, significa que seu corpo está trabalhando como um "maluco" para restabelecer o equilíbrio e, assim, seu metabolismo fica alterado, queimando gordura sem parar. Sabe aquela dor chata e desconfortável após a sessão? Então, pense que se trata de um passe livre para seu corpo detonar a gordura enquanto você estiver em repouso, mesmo que você não faça nada (fique deitado no sofá, sentado na cadeira tomando um café...).

Desse modo, se conseguir suportar essa dor normal, siga com os treinamentos, mas, se estiver realmente insuportável, dê mais um dia de descanso. Importante: não tome nenhum remédio, seja anti-inflamatório, seja relaxante muscular, pois poderá retardar o processo de recuperação e atrapalhar o resultado final. Em outras palavras, você terá de ser forte até se adaptar.

Seja cauteloso e tenha paciência

Se você seguir fielmente o passo a passo do Q48, os resultados virão à tona. Por isso não se precipite em mudar de nível sem antes passar por todas as etapas. Assim, seu corpo estará cada vez mais apto a trabalhar na zona de intensidade aceitável e sua saúde agradecerá.

Conheça Pauliana Rosa, 31 anos e menos 15 kg de gordura

Casada e com uma filha de 7 anos, Pauliana Rosa, de 31 anos, da cidade de Palmas, possui um histórico de doença cardíaca na família. Além disso, ela também sempre foi muito sedentária. Após a morte do pai, em decorrência de um infarto, ficou deprimida e engordou muito.

O estalo de que precisava mudar veio quando saiu para passear com o marido e a filha e passou muito mal. Na mesma hora foi ao médico, e ele lhe informou que ela havia tido um começo de infarto, seguindo o mesmo caminho do pai. O médico foi duro com Pauliana e lhe perguntou: "Essa é sua filha? Se você quer vê-la crescer, mude de vida, ou isso não acontecerá".

Depois do susto, ela passou a procurar uma solução para o seu sedentarismo e, pesquisando na internet, encontrou o Q48. Como a maioria das pessoas que começa o programa, ela não tinha certeza de que algo que parecia tão rápido poderia dar certo. No início, desconfiou, mas por fim decidiu que não custava dar uma chance aos treinos que via nos vídeos.

O primeiro dia foi muito difícil, exaustivo, mas isso não a desanimou. A cada treino, Pauliana via mais resultados. Foram 15 quilos em 2 meses, e o Q48 mudou sua vida. Hoje, ela não é mais sedentária e desenvolveu o gosto por praticar esportes, já contando com 18 medalhas de corrida. É também uma influência positiva na vida da filha, que chegou em 3º lugar na maratoninha de Palmas. Aliás, Pauliana conta que o maior presente que recebeu com o Q48 foi garantir que o sedentarismo não chegará à filha.

Depois de ter eliminado 36 quilos em um ano de Q48, Pauliana ainda sonha mais alto: diz que tem outros 10 quilos para perder. Ela sabe que os treinos vão lhe garantir isso, uma vez que o Q48 se tornou seu estilo de vida. No começo, ela fazia os treinos uma vez por dia; hoje, por conta do resultado que viu, pratica-os duas vezes ao dia. Segundo ela, não há nada mais gratificante do que poder sair livre, leve e solta, com o marido e a filha, usando as roupas que bem entender – até umas calças lindas que antes não fechavam. Olhando para seu passado de ganho de peso, Pauliana percebe que, quando ficou deprimida após a morte do pai, tentou se esconder atrás de alguma coisa, e seu grande refúgio foi a alimentação. Hoje ela é grata ao programa, pois sem ele não teria a vida ativa que tem, estaria com mais de 100 quilos e, ainda, correria o risco de não ver a filha crescer.[7]

---

[7] Assista ao vídeo com a história completa de Pauliana em <www.livroq48.com/pauliana-rosa>.

Capítulo 6

Alimentação

Vamos começar do princípio: não acredito em dietas malucas. Não acredito em cortar completamente algo de sua vida, nem que para emagrecer e ter um corpo definido você deva comer só frango com batata-doce e nunca mais encostar em um brigadeiro. Então, se você estava com medo do capítulo sobre alimentação, pode respirar aliviado.

No entanto, como estamos focados em saúde, precisamos encarar a realidade da alimentação atual. Vivemos em um mundo no qual grande parte da população nutre-se com base em alimentos altamente industrializados e processados, o que traz consequências. Fontes comprovam que os ocidentais consomem uma quantidade absurda de açúcar, até 67 quilos de açúcar refinado por ano,[1] o que ocasiona sérios problemas no organismo, como síndrome metabólica, colesterol alto, sobrepeso e risco de diabetes, entre tantos outros. Estamos falando de uma verdadeira intoxicação. Boa parte dessa alta concentração de açúcar vem das bebidas adoçadas com açúcar refinado, como refrigerantes e até sucos de caixinha, que muitas vezes parecem uma alternativa aos primeiros, porém são tão prejudiciais quanto.

Ao longo dos anos, o pesquisador Stephan Guyenet comprovou que as pessoas estão aumentando cada vez mais o teor de gordura da dieta, assim como o exagero no consumo de alimentos industrializados, que já contêm muitas toxinas, gorduras e açúcares embutidos – e a maioria de nós mal percebe isso.[2]

Guyenet ainda analisou que do final do século XIX para cá a população norte-americana vivenciou uma mudança na dieta. A alimentação, que antes era baseada em comida preparada em casa, migrou para a comida comercializada, tanto de fast-food, quanto de restaurantes e comida congelada. Essa tendência foi seguida por grande parte da população do mundo. Os fabricantes de comida processada usaram estratégias de marketing abrangentes para estimular o consumo de açúcar

---

1 Gunnars, Kris. 11 Graphs that show everything that is wrong with the modern diet. *Authority Nutrition*. Disponível em: <http://authoritynutrition.com/11-graphs-that-show-what-is-wrong-with-modern-diet>.

2 Entenda por que em: <www.livroq48.com/the-american-diet>.

e gorduras, disfarçar seus malefícios e induzir os hábitos de consumo de comida industrializada na população desde a infância. Os alimentos que mais consumimos hoje foram desenvolvidos de forma que permita uma palatabilidade máxima, baixo custo de produção e alta repetição de consumo (talvez por isso a maioria de nós ache aquelas bolachinhas recheadas tão viciantes).

Essa nova cultura, que tem como base a máxima rentabilidade industrial, fez com que a população vivenciasse uma verdadeira epidemia de obesidade, como já mencionei na "Introdução". Aproveito, então, para reiterar minha missão de, até 2019, ajudar pelo menos 1 milhão de pessoas a combater o risco de se tornarem obesas.

Pare por um momento e pense nos alimentos que coloca no carrinho do supermercado e em suas escolhas de alimentação. Não quero que se prive das coisas boas da vida, mas tente diminuir aos poucos a quantidade de produtos industrializados que ingere e prefira o que parece comida de verdade e pratos coloridos e refeições frescas. Lembre-se de que a comida que estraga mais depressa, como carnes, ovos, legumes, frutas, é a que mais está próxima da natureza e de sua fisiologia. Só isso já lhe trará grandes mudanças.

Com o aumento desproporcional da quantidade e da produção de alimentos industrializados, vimos a epidemia de obesidade crescer assim como outros problemas, como hipertensão, câncer, diabetes e outras doenças que conhecemos hoje.

Notamos que a alimentação atual é totalmente diferente da de nossos ancestrais. Para ter uma ideia, ainda existem populações que vivem no estilo de alimentação ancestral, e estudos têm demonstrado que essas pessoas são mais magras e mais saudáveis (ver Campbell, 2015). Logo, pessoas engajadas em um estilo de vida ancestral (com relação à comida) perdem mais peso e veem melhoras abruptas em marcadores de saúde.

A dieta é um dos principais determinantes de como vivemos e dos rumos de nossa saúde. Enfatizo que não sou nutricionista e que você deve, sim, se tiver a oportunidade, consultar-se com um especialista. Sempre busco pesquisas sérias e a consultoria de nutricionistas que colaboram com o Q48, e, como sou apaixonado pela pesquisa na área de Saúde e Fisiologia, leio constantemente artigos e pesquisas sobre alimentação, pois não existe mudança no corpo sem conscientização de dieta.

Com essa preocupação em mente, existem algumas recomendações básicas sobre dieta para quem começa o sistema Q48:

Alimente-se por categorias

Como já disse, classifico os alimentos em três categorias: alimentos permitidos (AP), alimentos "talvez" (AT) e refeição da "esbórnia". Os alimentos permitidos são aqueles que você pode comer livremente sem se preocupar com porção ou quantidade; já os "talvez" possuem uma recomendação que exige um controle maior, enquanto a "esbórnia" se restringe a um dia livre da dieta. Vamos conhecer melhor as bases dessa divisão?

Como alimentos permitidos (AP), temos:

- CARNES: boi, cordeiro, porco, frango e outros;
- PEIXES: salmão, truta, arenque e muitos outros;
- OVOS: enriquecidos com ômega-3 ou orgânicos são os melhores;
- VERDURAS E LEGUMES: espinafre, brócolis, couve-flor, cenoura e muitos outros;
- FRUTAS: maçã, laranja, pera, mirtilo, morango;
- NOZES E SEMENTES: amêndoa, nozes, semente de girassol etc.;
- PRODUTOS LÁCTEOS COM ALTO TEOR DE GORDURA: queijos, manteiga, creme de leite, iogurte;
- GORDURAS E ÓLEOS NATURAIS: óleo de coco, manteiga, banha de porco, azeite de oliva e óleo de fígado de bacalhau.

Agora, se você é saudável, ativo e não precisa perder peso, então pode se dar ao luxo de colocar um pouco mais de carboidratos em sua dieta. É aqui que entram os alimentos "talvez" (AT). Os mais recomendados são:

- TUBÉRCULOS: batatas, batatas-doces e alguns outros;
- GRÃOS SEM GLÚTEN: arroz, aveia, quinoa e muitos outros;
- LEGUMINOSAS: lentilhas, feijão-preto, feijão etc. (se seu corpo os tolera bem).

Você pode até consumir os seguintes alimentos com moderação:

- CHOCOLATE ESCURO: escolha marcas orgânicas com 70% de cacau ou mais;
- VINHO: escolha vinhos secos sem adição de açúcares ou carboidratos.

O chocolate escuro é rico em antioxidantes e pode fornecer benefícios se consumido com moderação. No entanto, tenha sempre o bom senso de que o chocolate escuro e o álcool vão impedir seu progresso se exagerar.

Agora, vamos aos alimentos que você deve evitar, os da "esbórnia", que são, em ordem de importância:

- AÇÚCAR: refrigerantes, sucos de frutas, agave, doces, sorvetes e muitos outros;
- GRÃOS COM GLÚTEN: trigo, espelta (ou trigo vermelho), cevada e centeio, o que inclui pães e massas;
- GORDURAS TRANS: óleos hidrogenados ou parcialmente hidrogenados;
- SEMENTES E ÓLEOS VEGETAIS COM ALTA CONCENTRAÇÃO DE ÔMEGA-6: óleo de algodão, óleo de soja, óleo de girassol, semente de uva, milho, óleos de cártamo e canola;

- ADOÇANTES ARTIFICIAIS: aspartame, sacarina, sucralose, acesulfame-k e ciclamatos – prefira stévia;
- PRODUTOS DIET E DE BAIXO TEOR DE GORDURA: produtos lácteos, cereais, bolachas etc.;
- ALIMENTOS ALTAMENTE PROCESSADOS: se a comida parece industrializada, melhor não comer.

A chave para o emagrecimento

Quando queremos reduzir gordura, a primeira ação não é cortar calorias, mas reduzir o pico de insulina, hormônio responsável por armazenar as calorias nas células de gordura. E essa estratégia alimentar proporciona justamente uma diminuição no pico de insulina.

Timothy Ferriss, no livro *4 horas para o corpo*, verificou que, se mantivermos a glicemia em um valor estável de 100 mg/dl ao longo do dia, criaremos um ambiente favorável para a remoção de gordura, mesmo se ingerirmos mais calorias. Essa constatação é fantástica, pois você deverá cuidar DO QUE ingere e não DE QUANTO ingere.

Por isso defendo uma dieta com base em categorias alimentares, e não em medição de calorias e porções.

Então, quais os benefícios dessa estratégia alimentar para sua saúde?

Antes de qualquer coisa, apenas por cuidar da liberação de insulina, esse tipo de alimentação vai ajudá-lo a:

- Diminuir a gordura corporal de um jeito que nunca conseguiu;
- Reduzir o nível de açúcar no sangue, mantendo os valores próximos de 100 mg/dl, como descrito anteriormente;
- Diminuir os triglicerídeos;
- Aumentar o HDL;
- Melhorar a pressão arterial.

E o melhor de tudo: é mais fácil fazer esse tipo de dieta do que ter de contar o que come e consumir apenas 1.200 calorias por dia.

Será que existe efeito colateral inicial ao começar esse tipo de estratégia alimentar?

Como você não está acostumado a comer dessa maneira, obviamente haverá alguns efeitos colaterais iniciais, que são comuns. Em geral, esses efeitos podem durar de 4 a 8 dias, até que seu corpo se acostume com a estratégia, são eles:

- Dor de cabeça;
- Cansaço;
- Constipação;
- Irritabilidade.

Novamente, são efeitos passageiros, por isso aguente esses poucos dias, pois os resultados virão. Algumas pessoas não sentem esses efeitos, mas é importante que os conheça.

Os cinco grupos de alimentos que fazem perder peso

A estratégia que apresentei é a base da dieta *low-carb* (de baixo teor de carboidratos), a qual defendo, e um de meus maiores guias para seguir essa dieta é meu amigo Rodrigo Polesso, do Emagrecer de Vez.[3] Ele explica bem as cinco categorias de alimentos nas quais concentrar sua alimentação:

1) LEGUMES E FOLHAS: além de fazer bem, trazem vitaminas, fibras e são carboidratos – o que muita gente esquece. Exemplos: couve-flor, espinafre, couve, beterraba;
2) ÓLEOS E GORDURAS: gordura saudável, claro. Exemplos: óleo de coco, azeite de oliva, manteiga, banha (sim, gordura animal).

---

3 Ver mais em: <www.livroq48.com/emagrecer-de-vez>.

Evite o que não é natural: óleos processados, como canola, soja, gordura vegetal, ou seja, invenções industriais;

3) CARNE, FRANGO, PEIXE, FRUTOS DO MAR: o grupo das proteínas. Exemplos: salmão, filé de frango, filé de peixe;
4) NOZES E SEMENTES: não podem ser a base da alimentação, mas possuem muita gordura saudável e outros benefícios, como fibras, e ainda aumentam a sensação de saciedade. Exemplos: castanhas, amêndoas, semente de chia, semente de linhaça, macadâmia;
5) OVO: um dos alimentos mais nutritivos que existem. Tente inserir mais na dieta, principalmente pela manhã.

O que comprar no mercado? Como se organizar?

Antes de tudo, tenha em mente o seguinte: opte *sempre* por alimentos naturais e orgânicos e tente abolir ao máximo os alimentos industrializados e diets/lights – já mostramos no começo do capítulo que a alimentação processada é uma das grandes vilãs quando se trata de engordar a população mundial. Para muitas pessoas, alimentar-se dessa maneira é mais caro, mas elas se esquecem de que ficarão menos doentes e por fim gastarão menos em remédios e tratamentos. Fazendo as contas na ponta do lápis, você verá que o custo não é tão grande e, na verdade, pode até economizar. Segue uma lista bem compacta do que priorizar na categoria alimentos permitidos (AP):[4]

- Peixes (qualquer peixe, salmão é uma das melhores escolhas);
- Carne (bovina, suína, de frango e de cordeiro);
- Manteiga;
- Óleo de coco;

---

[4] Para ver modelos de cardápio e obter um material bônus sobre a dieta mais adequada para emagrecer, além de entender melhor as categorias, acesse: <www.livroq48.com/alimentos-permitidos>.

- Ovos;
- Azeite de oliva;
- Creme de leite;
- Nata;
- Iogurte (opte pelos iogurtes naturais que não são lights e que não possuam edulcorantes. Opte pelos brancos, sem corantes);
- Mirtilo;
- Nozes;
- Vegetais frescos;
- Molho de salada;
- Condimentos: sal marinho, pimenta, alho, mostarda.

Essa será a base de sua alimentação daqui para a frente.

E sempre tenha em casa:

- Óleos: de macadâmia, coco, oliva, gergelim;
- Cereais integrais: quinoa, amaranto, chia;
- Chás: verde e camomila;
- Ervas: alecrim, gengibre, cúrcuma;
- Verduras: brócolis, couve, agrião (cozidos);
- Oleaginosas e sementes.

Saia do vício de contar ou cortar calorias, opte pelas categorias de comida que são benéficas para sua saúde e ajudam a atingir os resultados desejados. Como já foi visto, cortar calorias não é algo eficaz nem motivante para ser seguido. O modelo das categorias consiste em aproveitar ao máximo, primeiramente, os alimentos vitais, passando de forma linear até os alimentos supérfluos. Esse modelo segue um raciocínio inteligente e até fisiológico.

Por exemplo: sabemos que a proteína de origem animal é vital para o ser humano. A proteína possui um efeito termogênico de 30% (o carboidrato, 7% e as gorduras, 12%), o que significa que 30% das calorias ingeridas advindas da proteína são usadas para a metabolização e a absorção dos nutrientes. Se você ingerir em um dia 1.000 calorias advindas de proteína, 300 delas serão queimadas apenas para metabolizar e absorver os nutrientes. É um ótimo negócio, uma vez que você queima calorias sem fazer praticamente nada, apenas comendo. Por isso esse modelo funciona mesmo quando você não controla a quantidade ingerida.

Dos três macronutrientes conhecidos – proteína, carboidrato e gordura –, apenas a proteína é indispensável. O carboidrato é o menos necessário, pois é sintetizado a partir da carne ou da gordura. A gordura também pode ser sintetizada por meio dos doces e das carnes.

As proteínas não são sintetizadas dessa forma pelo corpo. Em caso de insuficiência, o corpo é obrigado a esgotar as próprias reservas, principalmente os músculos, as peles e os ossos. Por isso, em minha experiência de resultados e de acordo com os relatos científicos, essa é a maneira mais eficaz de perder gordura/emagrecer, ficar atraente e saudável.

Proteína e emagrecimento

Todos sabem da importância de uma alimentação balanceada quando o objetivo é o emagrecimento. E, para conhecer a utilidade da proteína nesse processo, ofereço aqui explicações com base em evidências científicas. Então, quais os efeitos metabólicos desempenhados pela ingesta proteica em programas que objetivam o emagrecimento?

As proteínas são macronutrientes de estrutura complexa, que perfazem um conjunto de cem ou mais aminoácidos, e são atribuídas a algumas funções importantes para o funcionamento adequado do organismo, como:

- FUNÇÃO HORMONAL: atuam de forma específica sobre alguma estrutura do corpo;
- FUNÇÃO DE DEFESA: atuam como anticorpos;
- FUNÇÃO PLÁSTICA: atuam como elemento formador de algum novo tecido;
- FUNÇÃO ENZIMÁTICA: catalisam algumas reações bioquímicas;
- FUNÇÃO DE CONDUÇÃO DE GASES: transportam algum gás para determinado tecido do corpo humano;
- FUNÇÃO ENERGÉTICA: contribuem para a formação de energia (por meio dos aminoácidos).

Então, para conhecermos melhor a função desse macronutriente no metabolismo do corpo humano, uma revisão crítica da literatura científica elucidará algumas dúvidas pertinentes à proteína, à função renal e ao emagrecimento.

Efeito termogênico

Termogênese é a liberação de calor que resulta na transformação das calorias dos alimentos em energia, para a digestão, a absorção e o armazenamento nos tecidos corporais. Esse efeito é maior com a ingesta de proteínas, que representam de 20% a 30% da termogênese induzida pela dieta, já os carboidratos representam de 5% a 10%, e os lipídios, de 0% a 3% (como comprovou o pesquisador Tappy em 1996).

Qual a relevância dessas informações?

Um estudo conduzido por Johnston et al. teve como objetivo avaliar o efeito termogênico em estado pós-prandial de duas dietas: uma com alta ingesta de proteína e baixa ingesta de gordura e a outra com alta ingesta de carboidrato e baixa ingesta de gordura.

Os grupos foram divididos da seguinte forma:

Grupo A: Alta ingesta de carboidrato e baixa ingesta de gordura
Total calórico: 1.766 kcal/dia
Das quais: 264 g de carboidrato; 75 g de proteína; 51 g de gordura e 26 g de fibra.

Grupo B: Alta ingesta de proteína e baixa ingesta de gordura
Total calórico: 1.760 kcal/dia
Dos quais: 177 g de carboidrato; 136 g de proteína; 57 g de gordura e 16 g de fibra.

As duas dietas foram divididas em três refeições diárias (café da manhã, almoço e jantar). O gasto energético causado pela alta ingesta proteica foi de 8 kcal/hora até duas horas e meia (período que permite analisar a diferença entre as dietas) após o café da manhã e após o almoço; depois do jantar, o gasto energético foi de 14 kcal/hora maior no grupo de alta ingesta proteica, duas horas e meia após a refeição, respectivamente. A temperatura corporal foi aumentada de forma constante durante o dia, para ambas as dietas, e após o jantar o grupo de alta ingesta proteica teve um aumento de 40% com relação ao grupo de alta ingesta de carboidrato.

Os autores comentam ainda a diferença de gasto energético, que totalizou 30 kcal a mais nas duas horas e meia, que, se fosse mantido por mais 2 ou 3 horas, elevaria a termogênese associada à alta ingesta proteica para 90 kcal. Desse modo, conclui-se que, em três dias, apenas o gasto calórico da ingesta de proteína equivaleria a mais ou menos 30 minutos de caminhada.

Corroborando com isso, alguns estudiosos comentam que a ingesta de carboidrato pode fazer com que o gasto energético termogênico perdure por apenas 1 a 2 horas após a refeição (Karst et al., 1984), já com ingesta proteica esse efeito pode durar de 4 a 5 horas (Soucy; Le Blanc, 1999).

Brundin e Wahren (1994) também relatam que, após o consumo de proteína, o consumo de oxigênio pode aumentar em mais de 50%

(observando-se que cada litro de oxigênio consumido gasta em média 5 kcal), o que ocasiona maior gasto calórico diário.

Efeito na saciedade

E por que a proteína aumenta a sensação de saciedade por mais tempo? Existe uma explicação e ela está na alta disponibilidade de aminoácidos na corrente sanguínea, que estimularia a produção de alguns hormônios anorexígenos, como a colecistoquinina, que atua na diminuição da ingesta alimentar (Paiva et al., 2007), e cuja resposta oxidativa após a ingesta também parece ter influência (Stubbs, 1995).

Balanço nitrogenado

Quando o objetivo é a perda de peso, sabe-se que o déficit calórico pode ocasionar não somente a perda de gordura, mas também a perda de tecido magro. Isso ocorre de acordo com a atividade de intervenção realizada (Bryner et al., 1999) ou até pela divisão da ingesta diária dos macronutrientes.

O balanço nitrogenado é definido como a diferença entre a quantidade ingerida e perdida pelo organismo, cuja fórmula (Marchini et al., 1993) é:

$$B = I - (U + F + S)$$

onde:

B = balanço nitrogenado;
I = ingestão de nitrogênio (equivalente proteico);
U= teor de nitrogênio excretado na urina;
F = teor fecal de nitrogênio;
S = perdas insensíveis de nitrogênio, cerca de 0,1 a 0,4 g/m^2

Se ao aplicar essa fórmula o resultado do balanço nitrogenado for negativo, haverá catabolismo proteico. Se positivo, haverá anabolismo proteico, e, se for neutro, existirá manutenção do material plástico (tecido magro). Para emagrecer, é necessário fazer a manutenção/aumento do tecido magro.

Assim, dietas com baixo teor de proteínas podem desfavorecer o balanço nitrogenado, ocasionando perda de tecido magro (Meckling e Sherfey, 2007), o que não é nada interessante quando se pensa em perda/manutenção de peso em longo prazo. De acordo com essas evidências, percebemos a real importância desse macronutriente em programas de emagrecimento, e que a proteína ainda pode ser relacionada com o gasto calórico diário, o prolongamento da saciedade e a manutenção/o aumento do tecido magro.

Proteína e função renal

Quantas vezes você já ouviu estas frases: "Dieta com proteína demais sobrecarrega os rins" e "Ficar só na proteína pode causar pedras nos rins"? Isso aparece aqui e ali, de repente, na TV, no jornal, em revistas sem cunho científico ou mesmo em conversas de bar. Em geral, essa crença se propaga pelo boca a boca, por meio do qual muitos profissionais da área da saúde comentam sobre o assunto.

Mas será realmente verdade? O que os estudos científicos dizem sobre isso?

Há mais de 85 anos se verificou alguma relação entre ingesta proteica e alteração na função renal. Foram Addis e Drury (1923) os primeiros a observar em seu estudo uma alteração na taxa de excreção de ureia quando da ingesta proteica. Depois disso, diversos outros estudos foram conduzidos para avaliar essa hipótese, porém a maioria possuía limitações, pois as intervenções ocorriam em animais ou em pessoas com alguma doença renal preexistente (ver Jolliffe e Smith, 1931; Kasiske et al., 1998).

A explicação fisiológica seria a seguinte: com o aumento do consumo proteico diário, a taxa de filtração glomerular também aumentaria (ou seja, a quantidade de sangue no rim), elevando, assim, a produção de alguns subprodutos, como ureia, cetose sanguínea, creatinina, gás carbônico e acetilcoenzima A (Paiva et al., 2007). Essas alterações resultariam, desse modo, em doença renal. No entanto, esses autores esqueceram de frisar que, em indivíduos saudáveis, essas mudanças seriam de caráter fisiológico, e não patológico, pois até no período de gravidez a taxa de filtração glomerular pode aumentar em até 65% em mulheres saudáveis (Conrad, 2004). E, apesar disso, essas alterações não estão dentro dos fatores de risco para o desenvolvimento de pedra nos rins (Calderon et al., 2004).

O estudo de Brenner et al. (1982) é um dos mais usados como evidência para afirmar que o alto consumo de proteínas faz mal aos rins, mas as limitações estão bem expostas. Afinal, novamente, a pesquisa foi realizada em animais ou em pacientes com coexistência de doença renal. Desse modo, sinto que é tendencioso estender esses resultados para todas as pessoas.

Assim, os artigos que afirmam haver relação entre alta ingesta de proteína e dano renal em indivíduos saudáveis são especulações e não apresentam nenhuma evidência real. E posso afirmar isso, pois, em 2001, a American Heart Association declarou que "indivíduos que seguem dietas com alto teor de proteínas têm mais risco de desenvolver doença renal", embora nenhuma referência convincente tenha sido anexada, fazendo-nos acreditar em apenas um colóquio de caráter especulativo.

Knight et al. (2003) conduziram um estudo com o objetivo de avaliar a alteração na função renal de 1.624 mulheres saudáveis, em um período de onze anos, com alta ingesta de proteínas. Ao final do estudo, os autores entenderam que a dieta com mais proteína não alterou de forma significativa a taxa de filtração glomerular, isto é, não comprometeu a função renal das participantes.

Outro ponto a destacar é com relação ao meio esportista. Em geral, o cardápio diário dos atletas tem alta quantidade de proteínas, logo, deveríamos encontrar diversas evidências que sugerissem que esse público teria maior propensão em desenvolver alguma patologia renal. Ao contrário, Poortmans e Dellalieux (2000) mostraram que, apesar da alta concentração plasmática de ácido úrico e cálcio, os culturistas apresentavam valores de creatinina, ureia e albumina dentro dos níveis normais, o que não induz a nenhuma alteração que pudesse prejudicar a função renal. E segundo Walser (1999): "o melhor caminho para evitar o declínio da função renal é aumentar a ingesta de proteína [...], não existe nenhuma razão para restringir a ingesta de proteína com o preceito de proteger o rim de indivíduos saudáveis".

Tudo isso para resumir que não existe argumento que sustente a prerrogativa de relação direta entre alta ingesta proteica e dano renal em pessoas saudáveis. A alteração na taxa de filtração glomerular decorrente da alta ingesta de proteína deve ser encarada como uma adaptação fisiológica do corpo humano, e não patológica.

Quais alimentos devem ser evitados ao máximo?

Existem alguns alimentos que é preciso evitar. E isso é por você, e não por mim, então por favor procure passar longe desses alimentos. Eles estão na categoria "esbórnia". Você vai escorregar? Claro, mas mantenha 85% de seu tempo focado em comer o que lhe faz bem, pois eu vou lhe entregar os melhores resultados que você já teve na vida.

Vamos conhecer os alimentos que você deve evitar:

- Açúcares;
- Grãos com glúten;
- Gorduras transaturadas;
- Adoçantes artificiais;
- Produtos dietéticos e com pouca gordura;
- Comidas altamente processadas.

Qualquer tipo de cereal ou alimento com pouca gordura é muito industrializado, logo não é a quantidade calórica que vai engordar, mas a inflamação que esse tipo de produto causa em seu corpo. Quanto mais inflamado estiver seu corpo, mais gordura você acumula, apesar de ingerir produtos com baixa caloria.

Um segredo: use o superalimento

Estamos em uma época em que a cada semana vemos um novo superalimento nas revistas: pode ser goji berry, óleo de coco ou sementes de chia. No entanto, existe um superalimento que é muito barato, existe em abundância em todas as partes do país, não é estranho nem tem pouco sabor. Esse alimento é tão bom que o ajuda a emagrecer e a ganhar seis gomos no abdômen, ou até a se sentir mais disposto e saudável.

Muitas vezes ele é esquecido, e até demonizado por profissionais da saúde, pois pode provocar alterações significativas nas pessoas que desejam emagrecer, mas eu o recomendo fortemente, e existe um exército de nutricionistas que concorda comigo. Sei disso, pois testei esse alimento diversas vezes em alunos e em mim mesmo, e tenha certeza de que não foi por causa de minha intuição, ou porque admiro esse alimento, mas em virtude de estudos científicos publicados por pesquisadores sérios e renomados.

Afinal, qual é esse superalimento?

É o ovo.

Em um estudo conduzido por Vander Wal, em 2005, foram comparadas duas dietas. Ambas possuíam a mesma quantidade de calorias, mas um grupo deveria ingerir dois ovos a mais no café da manhã. Ao final do estudo, os autores concluíram que quem ingeriu os ovos teve diminuição de apetite, que perdurou ao longo do dia e até 36 horas depois. Em outras palavras, os ovos saciaram e evitaram que as pessoas sentissem fome.

Outro estudo conduzido pelo mesmo pesquisador, agora em 2008, mostrou que quem ingeria dois ovos no café da manhã perdia 65% a mais de peso quando comparado com outras dietas. De acordo com os dados de diversos estudos, a ingesta de ovo pode ocasionar: 60% a mais de redução do IMC; 65% a mais de redução de gordura e 34% a mais de redução na circunferência do abdômen. É importante deixar claro também que as dietas analisadas tinham o mesmo número de calorias; o que mudava era a ingesta dos ovos. Vale destacar, desse modo, os componentes nutricionais do ovo: calorias, 5 gramas de gordura e 6 gramas de proteína com 9 aminoácidos essenciais. Além disso, ele é rico em ferro, fósforo, selênio e vitaminas A, B12, B2 e B5.

Hoje, meu café da manhã e o da maioria de meus alunos é composto por ovos. Nós tentamos e deu certo, você também pode tentar. O ovo nos dá espaço para criatividade, para não enjoar da dieta. Você pode consumi-lo cozido ou na forma de omelete. Tente fazer no café da manhã e não em outro horário, afinal de contas é isso que os estudos revelam e que eu tenho aplicado na prática. Mulheres, comecem com dois ovos inteiros; homens, comecem com dois ovos inteiros e uma clara.

Como ser firme na dieta?

Vou assumir que a maioria das pessoas que precisa do Q48 tem também dificuldades em cumprir dietas. Afinal, se você chegou até aqui e está acima do peso, é porque, provavelmente (não é regra, claro), não controlou a alimentação como deveria nos últimos meses ou anos. Tenho um jeito fácil de motivar e manter meus alunos no pique da dieta. É uma fórmula extremamente simples: trata-se da regra de Pareto, que já expliquei na p. 52.

Provavelmente você passa 80% do tempo trabalhando e 20% do tempo dedicando-se a atividades de lazer. Apesar de muito nos queixarmos da "segunda-feira de trabalho", é ela que nos traz dinheiro para comprar o que queremos e ainda fazer coisas interessantes ao longo da vida. Assim acontece com a alimentação. Você pode se alimentar corretamente em 80% do tempo e ainda reclamar que precisa comer mais doce, que gosta de beber mais, que precisa de mais gordura, e é aí que entram os 20% de "esbórnia", como costumo chamar.

Mesmo reclamando dos 80% do tempo que passará comendo corretamente, tenha consciência de que, ao se olhar no espelho e gostar do que vê, esse percentual terá valido a pena, assim como o trabalho. Kate Moss tem uma frase ótima que diz: "Nada tem um gosto tão bom quanto o sentimento de estar magra". É claro que, por ser modelo, ela exagera um pouco, mas você pode entender o ponto aqui.

E os 20%, como segurar?

Se você seguir esse estilo de alimentação que proponho, poderá tirar um dia para "esbórnia". Atenção: UM DIA, você leu bem mesmo. Aproveite para comer hambúrguer, pizza, chocolate, tomar uma cervejinha, seu "veneninho" preferido, porque você mereceu. Eu mesmo faço isso, assim como meus alunos.

Seu corpo vai reagir de maneira benéfica, ajudando no emagrecimento, pois esse dia de esbórnia equilibra a liberação de hormônios que aceleram o metabolismo e principalmente a tireoide. Faça esse dia valer a pena e seja feliz.

Só gostaria de ressaltar que você deve aproveitar esse dia com moderação, pois poderá passar mal se comer muitas coisas com as quais seu corpo não estará mais habituado.

Ideias simples de lanches

Se conseguir manter a alimentação em 80% nesse modelo, não haverá necessidade de lanches, pois você vai poder comer os alimentos citados aqui (tirando o dia de esbórnia) até cansar. E o lanche, assim, será necessário apenas se estiver com fome. Caso essa seja a situação, veja a seguir uma lista de lanches fáceis e rápidos, para levar junto com você:

- Uma porção de fruta;
- Iogurte natural;
- Um a três ovos cozidos;
- Cenourinhas;
- Queijo processado;
- Sobras do jantar anterior;
- Uma porção de nozes, castanha-do-pará, castanha-de-caju ou amendoim;
- Um bife;

- Atum;
- Sardinha;
- Peito de frango.

Conheça Marina Introvini, 23 anos e menos 12 kg de gordura

Para finalizar o capítulo, compartilho com vocês um exemplo de superação. Esta é a história da Marina Introvini, do Mato Grosso do Sul, que reside em Santos. Aos 23 anos e estudante de Medicina, ela conta que sempre foi uma criança gordinha e que passou a vida às voltas com as inseguranças em relação ao corpo. Ela ri ao contar que se considera campeã em matrículas malsucedidas em academias: assim como muita gente, ela começava, animava-se inicialmente e depois desaparecia, por perder tanto tempo no lugar.

Marina sempre sofreu com o efeito sanfona, e isso se agravou durante um período de sua vida em que teve depressão e precisou tomar remédios psiquiátricos, mas seu ânimo deu uma guinada ao entrar na faculdade de Medicina. O único problema foi que, junto com a felicidade, vieram 12 quilos em um ano. Ela diz que tinha a sensação de ter se abandonado, de ter "desencanado" de si mesma. Para tentar reverter o ganho de peso, praticava muay thai e passava horas na academia. Até o dia em que viu o Q48 no Instagram e sentiu que aquilo era algo que poderia ser vantajoso. Afinal, quem não quer gastar só quinze minutos por dia?

No primeiro treino, ela conta que suou em apenas quinze minutos tudo aquilo que suava em uma hora de academia ou na aula muay thai e, depois disso sentiu que o sistema funcionava e deveria se arriscar ainda mais no treino. Na primeira semana ficou bem ofegante, mas insistiu e ainda se forçou a se superar, fez três dias, e depois passou a usar o Q48 no aquecimento do treino – chegando a fazer o treino duas vezes por dia!

Ela conta que parece puxado, mas foi divertido, por ser curto. Com isso perdeu os 12 quilos extras, ganhou resistência e definição, e ainda tem o bônus de conseguir fazer os exercícios em qualquer momento da sua rotina atribulada. Marina passou a fazer coisas que ela mesma não acreditava, descobrindo força em músculos que ela nunca imaginou, a cada dia se surpreende mais com os resultados e indica o sistema para amigos. Principalmente os médicos – e também uma amiga que foi visitá-la e, segundo Marina, "morreu" no primeiro treino – ficam impressionados com a liberdade que o programa oferece para cada um estipular seus horários. Ela descreve uma sensação incrível de liberdade consigo mesma, de organizar sua rotina e seus treinos, de se sentir bem com seu corpo, e foram esses benefícios que fizeram do Q48 seu novo estilo de vida.[5]

[5] Veja a história e os resultados que a Marina obteve em: <www.livroq48.com/marina-introvini>.

Capítulo 7

Metabolismo

Afinal, o que é metabolismo?

Falo bastante sobre metabolismo e estudo muito esse assunto, e você deve ter uma noção vaga do que se trata. Assim como eu, muitas vezes a mídia fala de metabolismo, mas ainda falta explicar para a população o que a palavra significa. O metabolismo é importante para entender como o sistema Q48 funciona. Não se trata de um fenômeno paranormal, nem de uma conta mágica, nem de um sistema numérico. Metabolismo nada mais é do que o conjunto de reações químicas que acontecem dentro de você com a finalidade de transformar ou produzir novas moléculas.

Além disso, você pode ter metabolismo presente em estado catabólico ou anabólico. No catabolismo, os compostos são quebrados, e, no anabolismo, formados. Ou seja, quando falamos em "acelerar o metabolismo para emagrecer", queremos dizer acelerar o processo de catabolismo – de degradação de algumas partículas do organismo para diminuir o peso.

Muitos estudos comprovam que o sistema de exercícios de alta intensidade pode gerar esse resultado de estímulo nos processos metabólicos, inclusive acelerando o metabolismo enquanto a pessoa não está se exercitando. E é por isso que o funcionamento do metabolismo é tão importante para o Q48.

Quando exercícios intensos utilizam grandes musculaturas com pouco descanso entre as séries, eles podem provocar benefícios aeróbicos e metabólicos. Em um artigo publicado pelos pesquisadores Klika e Jordan em 2013, chegou-se à conclusão de que esses benefícios metabólicos podem estar presentes até 72 horas depois de um treino de alta intensidade. E essa é só uma das fontes que comprova a efetividade de nosso método.

E o que é alta intensidade?

O doutor César Marra publicou em 2005 um artigo, resultado de seu mestrado sobre o exercício de alta intensidade e sua capacidade de queima de gordura. Marra foi pioneiro em trazer a metodologia de alta intensidade para o Brasil e já participou de algumas ações do Q48 na internet.[1] Ele também comprovou a efetividade de treinos de alta intensidade e explica sucintamente como saber se você está perto de atingir a marca da alta intensidade.

O conceito de intensidade é subjetivo. A alta intensidade depende de quanto aquele exercício exige de seu corpo e de seu condicionamento, ou seja, depende muito de você, de seu peso, de seu condicionamento, de sua idade. Quanto mais acima do peso estiver, mais peso extra você carrega, por exemplo. Podemos medir a alta intensidade por meio de alguns parâmetros:

- A frequência cardíaca utilizada acima de 80%;
- Sua capacidade de conversar enquanto pratica a atividade física (se é muito difícil falar, a intensidade é alta);
- A própria sensação subjetiva de esforço, uma vez que não há nada que se compare à nossa bússola interna. Pense em seu esforço de 0 a 10, a alta intensidade está entre 8 e 10.

Como já disse, a alta intensidade não apenas gera alto gasto calórico, mas mobiliza mais gordura após o exercício. Pensar em quanto você quer alterar em seu metabolismo é dar o máximo de si durante os poucos minutos de treino. Muita gente entra em contato comigo para dizer: "Mas achei que parecia tão fácil, os exercícios do Q48 são tão simples!". Sim, é fácil, mas exige-se muito esforço para aqueles movimentos quase bobos; você não pode dormir no ponto. E é justamente por isso que no programa Q48 não vai interessar o gasto calórico, e sim quanto esse treino vai alterar seu metabolismo, como ele vai trabalhar nas horas subsequentes.

---

[1] Se você ainda não viu, recomendo que assista à palestra on-line completa em: <www.livroq48.com/palestra-dr-marra>.

Metabolismo, alimentação e treino de alta intensidade

O doutor César Marra, em uma publicação de 2014 em seu site, ainda explica que o exercício anaeróbico depende quase exclusivamente do metabolismo dos carboidratos para o fornecimento de energia para esses exercícios de alta intensidade. A dieta hoje baseada em carboidratos industrializados é muito maléfica, por isso recomendamos no capítulo 6 o consumo de carboidratos naturais, não refinados industrialmente, como os legumes, por exemplo.

Já a dieta pobre nesse tipo de carboidratos naturais gera fadiga muscular precoce, o que mais uma vez comprova que comer apenas proteínas (como muitas dietas da moda pregam) e eliminar os carboidratos completamente é, na verdade, uma grande roubada.

Na *low-carb* você prioriza os carboidratos benéficos ao corpo e que fornecem energia e saciedade por mais tempo, incluindo as fibras e as vitaminas. Por isso é necessário prestar atenção nas categorias, assim você ingere o que precisa para o metabolismo não sair do ritmo ideal.

O doutor Marra explica também que a dieta deficiente em carboidratos naturais esgota rapidamente o glicogênio muscular e hepático, afetando negativamente o desempenho nos exercícios anaeróbios, que é o caso do HIIT. Ou seja: COMA! Não adianta comer apenas alface, eliminar o jantar, ou qualquer ideia maluca de dieta rápida. Você não pode exagerar, claro, mas é importante que você se alimente para que o programa faça efeito.

Você necessita de fontes de energia para continuar gerando massa muscular. A massa muscular é o que baseia seu gasto energético, é o músculo que é estimulado para acelerar seu metabolismo e mantê-lo acelerado pela média de 48 horas que pretendemos aqui. Quando as pessoas modificam a dieta para uma dieta de carboidratos naturais abaixo dos níveis recomendados, cria-se um risco para os exercícios (sua glicose sanguínea pode cair para um estado de hipoglicemia) e ainda atrapalha a redução da gordura corporal. O corpo não aceita desaforo, não é possível enganá-lo com uma dieta pobre nas categorias importantes para tentar queimar gordura.

Um pouco mais de ciência do metabolismo

Como citei nos capítulos 1 e 2, durante anos de pesquisa, e no trabalho de conclusão de curso que apresentei em 2009, descobri que a chave para o metabolismo acelerado era o exercício de alta intensidade. Esse tipo de atividade ativa a enzima PGC-1 alfa, que é responsável pela biogênese mitocondrial, e a acetil-CoA carboxilase (ACC), que é a enzima que forma a malonil-CoA (MCA).

Em publicação de 2013, Nassau e De Paula apresentaram uma compilação de pesquisas que comprovam o que estou dizendo. Vou tentar resumir o que eles descobriram, afinal, sei que você quer mesmo é chegar ao treino. No entanto, conhecer o que acontece em nosso corpo durante o Q48 só potencializa seus resultados, sua compreensão e sua capacidade de defender o sistema quando todo mundo duvida de sua capacidade de emagrecer com o programa.

Antes de tudo, entenda alguns termos: malonil-CoA (MCA) é a substância do ponto de controle da produção de gorduras. Quando essa substância se forma, ela é direcionada inevitavelmente para a formação de gorduras e também se torna potente inibidor do transporte e do consumo de gorduras dentro das células do corpo.

Enquanto isso, o ácido graxo sintase (FAS) é a enzima que promove condensação de acetil-CoA e malonil-CoA em gorduras de cadeia longa. Traduzindo, a FAS está relacionada com ganhos de gordura. Já o FATP-1 é um membro da família das proteínas que facilita o transporte de gorduras, aumentando sua absorção, e a PGC-1 alfa estimula a biogênese de mitocôndrias e genes relacionados à fosforilação oxidativa, promovendo maior gasto de gordura.

Em resumo, a publicação de 2013 quer dizer que os aeróbios não são capazes de reduzir a formação de MCA – ao contrário dos exercícios anaeróbios intensos, que são justamente os treinos intervalados de alta intensidade. Quando realizamos esses treinos acima da capacidade aeróbia máxima, eles aumentam em 138% a quantidade de PGC-1 alfa e reduzem em cerca de 340% a quantidade de FATP-1.

E o que isso significa? Significa que esse tipo de treino dificulta a formação de gordura, enquanto os aeróbios não provocam mudanças.

Nassau e De Paula ainda vão mais longe. Eles afirmaram que os exercícios intensos foram capazes de reduzir a FAS, o que indica menor formação de gordura, a lipogênese. Treinos com característica mais metabólica e voltados à potência na musculação também são capazes de aumentar a expressão de PGC-1 alfa.

No mesmo artigo ainda é possível entender que "treinos intensos, mesmo com economia de gordura e energia, são capazes de promover emagrecimento, pois melhoram qualitativamente o gasto de gordura e de energia em repouso e durante a recuperação do organismo para o próximo treino, e isso ocorre em função da adaptação das enzimas do metabolismo".

Sobre os efeitos dos treinamentos de alta intensidade, Ben Cook escreveu em 2013 que um programa de quinze semanas, que comparou o Treinamento Intervalado de Alta Intensidade (HIIT) com um treinamento de resistência moderada (ET) de vinte semanas, revelou que, embora tenha sido consumida menos energia total durante o HIIT, ele produziu maior redução da gordura corporal subcutânea. O HIIT também induziu alterações nas enzimas metabólicas que afetaram o potencial de queima de gordura. Os pesquisadores consideraram os sinais químicos que aumentaram o tamanho da capilaridade, as proteínas mitocondriais e as enzimas reguladoras de gordura como o resultado de uma maior intensidade do exercício.[2]

Eu levo o metabolismo muito a sério, e entendi, ao longo da minha carreira, que estudar seu funcionamento é muito mais útil do que pensar em fazer contas de gasto e consumo de calorias. Nada mais efetivo do que saber mais sobre nosso sistema de construção e desconstrução de células corporais, é nele que está a chave do emagrecimento e da origem de nossa vida. Vamos ao que interessa e acelerar esse metabolismo?

---

2 Cook, Ben. Fat can rebound but muscle doesn't bounce.

Capítulo 8

Ciclo da Queima

Como já expliquei, o sistema Q48 está ligado à alta intensidade, que varia de acordo com o condicionamento físico de cada um. Nos próximos capítulos vou passar para você em detalhe as sequências de exercícios de cada fase.[1] A respiração é muito importante: inspire pelo nariz e expire pela boca. Preocupe-se em se dedicar ao máximo. Se perceber que está fácil, passe para a fase seguinte.

Iniciantes 1

Vamos, então, começar o ciclo da queima, treino de iniciantes 1. Esse treino dura exatamente 10min20s. Lembre-se: estamos falando de 1 ano de resultados em apenas 8 semanas, então preste atenção, entenda bem os exercícios e dedique-se ao máximo. Preparado?

Use um cronômetro[2] para ajudá-lo a medir o tempo de cada exercício e dos intervalos. Pode ser um cronômetro de celular. Vamos lá?

1 *Agachamento*

Faça por 30 segundos, de acordo com a ilustração. Coloque as mãos para a frente, na cabeça ou na cintura, e desça até formar um ângulo de 90 graus com as pernas. Inspire pelo nariz, quando descer, e expire pela boca, ao subir. Tome cuidado para não deixar os joelhos muito à frente dos pés, eles devem ficar retos. E o quadril deve ir bem para trás, para os joelhos não saírem da posição.

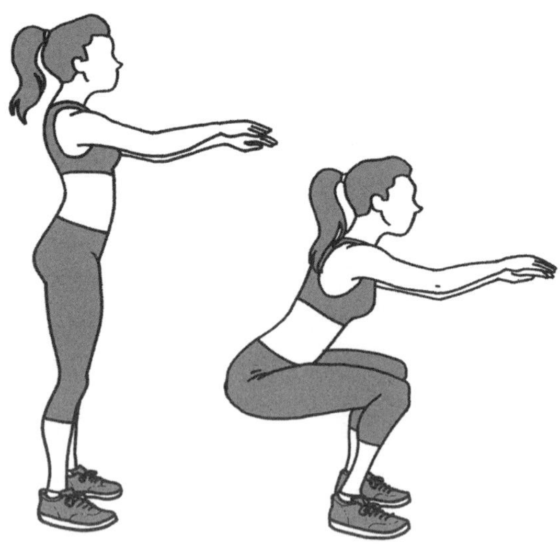

[1] Assista ao vídeo explicativo dos exercícios no endereço: **<www.livroq48.com/video-explicativo-q48>**.

[2] Você pode cronometrar o tempo de seu treino baixando o app Q48 em: <www.livroq48.com/aplicativo-q48>.

2 *Prancha com braços estendidos*

Faça por 15 segundos. Fique na posição de prancha e alterne os braços, que serão elevados até a altura do ombro. Eleve primeiro o braço direito, depois o esquerdo. Não se esqueça de contrair o abdômen, para o quadril não descer. Inspire pelo nariz e estenda o braço, soltando o ar quando baixar o braço.

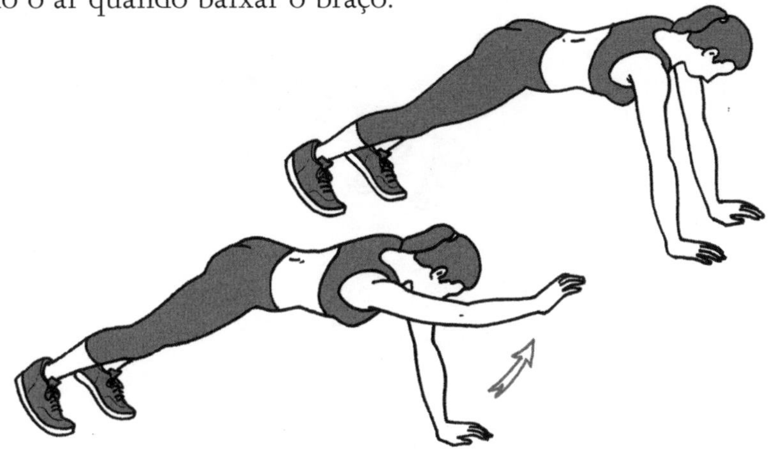

3 *Apoio*

Faça por 30 segundos. Vá para o movimento de flexão de braço. Se preferir, use um colchonete para se apoiar. Em geral, as mulheres fazem esse exercício com os joelhos no colchonete até se fortalecerem. Então desça, inspirando pelo nariz, e solte o ar pela boca quando estiver em cima. Ao descer, a distância dos braços abertos deve ser maior que a largura dos ombros. Os homens podem fazer o apoio normal (com as pernas retas), mas, se for muito difícil, passe para o apoio nos joelhos. Com os joelhos apoiados, solte o ar em cima. Tente ficar completamente reto, como se fosse uma tampa de mesa.

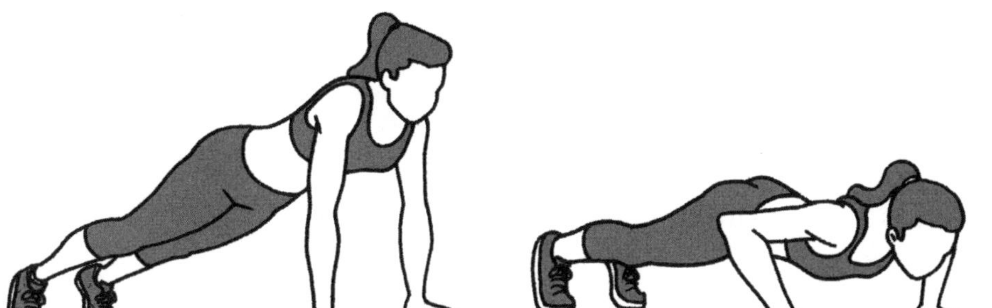

4 *Prancha com braços estendidos*

Faça por 15 segundos. Coloque o foco de sua força no abdômen. Não deixe o quadril cair, pois isso pode causar dor na coluna. Inspire pelo nariz e estenda o braço direito, soltando o ar pela boca quando baixar o braço.

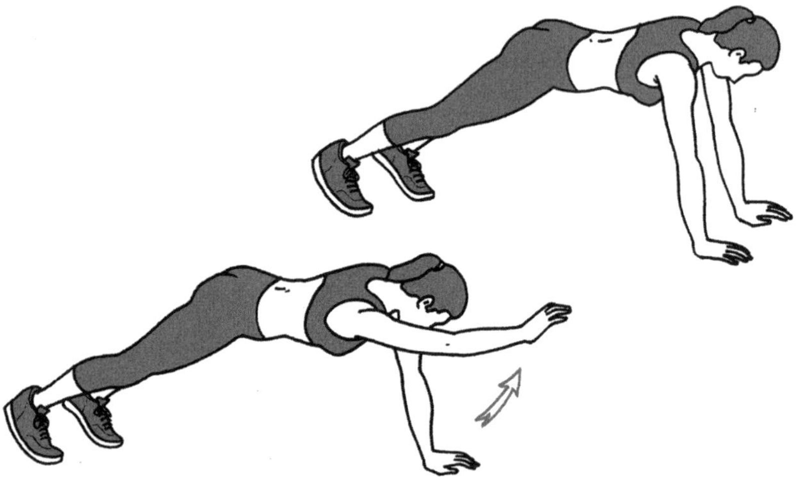

5 *Elevação de quadril*

Faça por 30 segundos. Inspire, deite-se com a barriga para cima, deixe os pés no chão, os joelhos dobrados e eleve o quadril, soltando o ar quando subir. Solte o ar em cima e apoie a cabeça, para não machucar a cervical. Deixe o abdômen bem ativo e ative também a parte posterior e os glúteos. Esse exercício é ótimo para que você trabalhe diversos grupos musculares. Agora, troque!

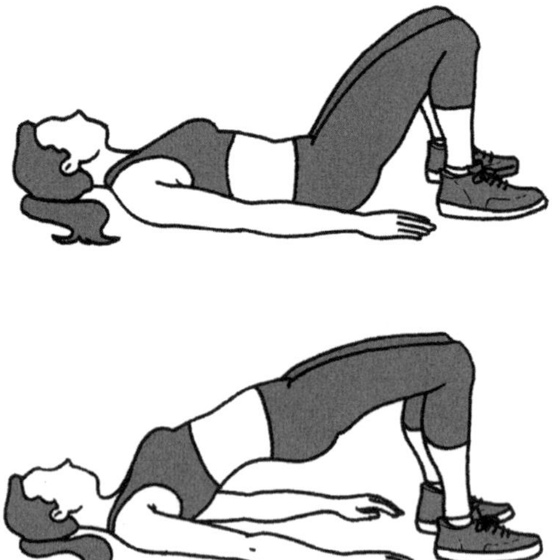

6 *Prancha com braços estendidos*
Faça por 15 segundos. Inspire pelo nariz e eleve o braço. Solte o ar ao baixar o braço. Contraia sempre o abdômen. Quando terminar, deite-se.

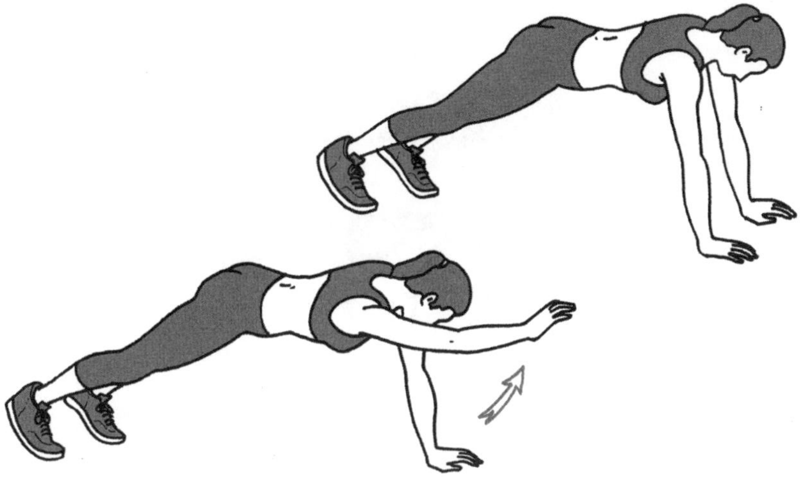

7 *Abdominal*
Faça por 30 segundos. Deite-se, com os pés no chão. Deixe as pernas sempre na linha do ombro, para não forçar a coluna e ficar na posição perfeita. Não deixe o queixo encostar no peito, senão pode forçar a cervical. Inspire pelo nariz e expire o ar pela boca ao subir.

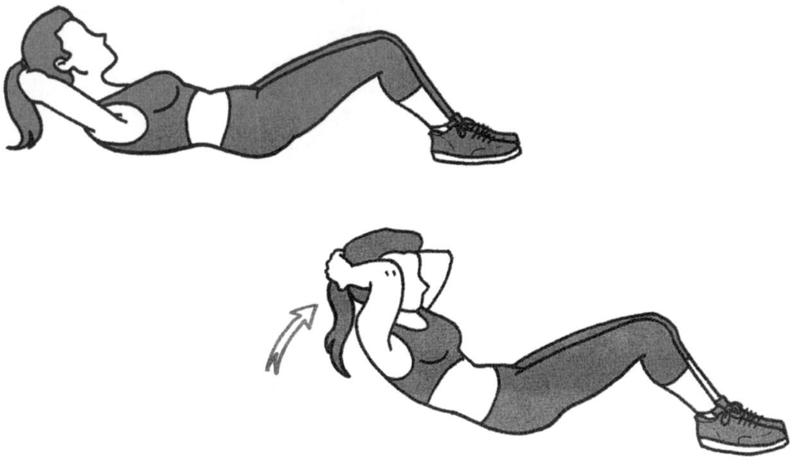

8 *Prancha com braços estendidos*
Faça por 15 segundos.

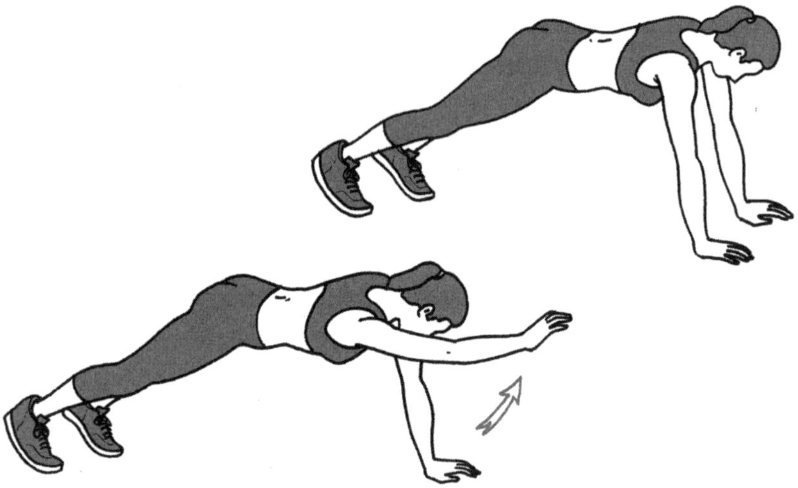

9 *Alongamento*
Ele serve como um descanso. Puxe primeiro o quadríceps direito para trás, abra o braço para ajudar a manter o equilíbrio e permaneça na posição por apenas 10 segundos. Depois troque de perna. Totalize 20 segundos. Então, abra as pernas e dobre a coluna, esticando os braços primeiro na direção do pé direito, depois na do esquerdo, segure por 15 segundos de cada lado.

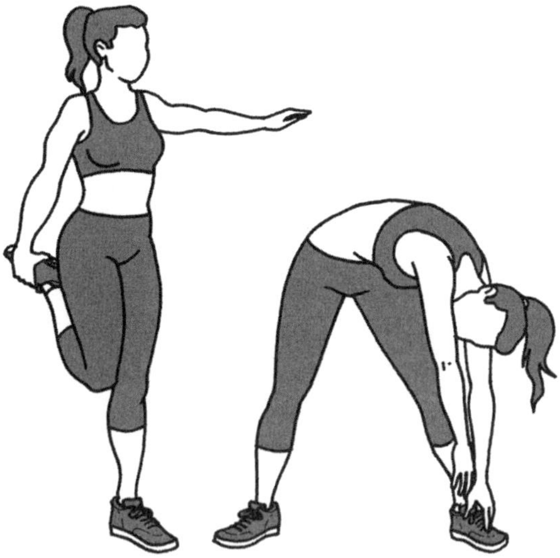

Esse foi o primeiro de três ciclos. Execute os exercícios sem descanso. Quando finalizar a sequência, dê 40 segundos de descanso e repita mais duas vezes. Isto é, faça os exercícios indicados ininterruptamente e aí descanse por 40 segundos e repita mais uma vez (o alongamento, que é o exercício 9, você sempre fará no momento de descanso entre os ciclos). O treino vai durar 10min20s, e então vem o desafio.

Se perceber que não consegue executar o exercício no tempo determinado, por exemplo, 30 segundos de agachamento, descanse por 2 a 3 segundos e retome. Se você se cansar muito durante o agachamento, respire por 2 a 3 segundos e continue. O objetivo é acabar o treino da maneira como conseguir, porque cada pessoa tem um condicionamento e um ritmo próprio. Apesar de ser um treino de iniciante, existem pessoas que não conseguem fazê-lo todo, então, não se preocupe e aceite suas limitações. Você ainda vai melhorar e ficar mais forte. Só se preocupe agora em terminar o treino em 10min20s.

Quando menos esperar terá acabado! Esse foi o ciclo da queima, treino iniciante 1, de 10min20s.

Agora você pode descansar 5 minutos sentado, não se deite, seque um pouco o rosto, tome água, que eu o espero no desafio 1, do ciclo da queima. Vai ser ótimo, você vai ver.

DESAFIO 1

Bem-vindo ao desafio 1 do ciclo da queima iniciante. Trata-se de apenas um exercício de 50 segundos. Você vai fazer um *burpee* adaptado.

Entre na posição de prancha, cruze a perna direita na frente da esquerda sem elevar ou baixar o quadril, depois troque de perna. Chute para um lado, chute para o outro e levante-se rapidamente sem saltar, fique em pé. Depois, volte para a posição de prancha e repita o exercício até completar 50 segundos. Faça o mais depressa que conseguir, mas preste atenção e siga seu condicionamento. Se tiver dificuldade, faça mais devagar; com o tempo você vai melhorar e fazer super-rápido.

Agora, não se esqueça das recomendações que valem para o treino todo: contraia bem o abdômen, respire o tempo todo, não perca o foco da respiração. Inspire o ar pelo nariz, solte pela boca. Ter atenção na respiração deixa o exercício mais fácil.

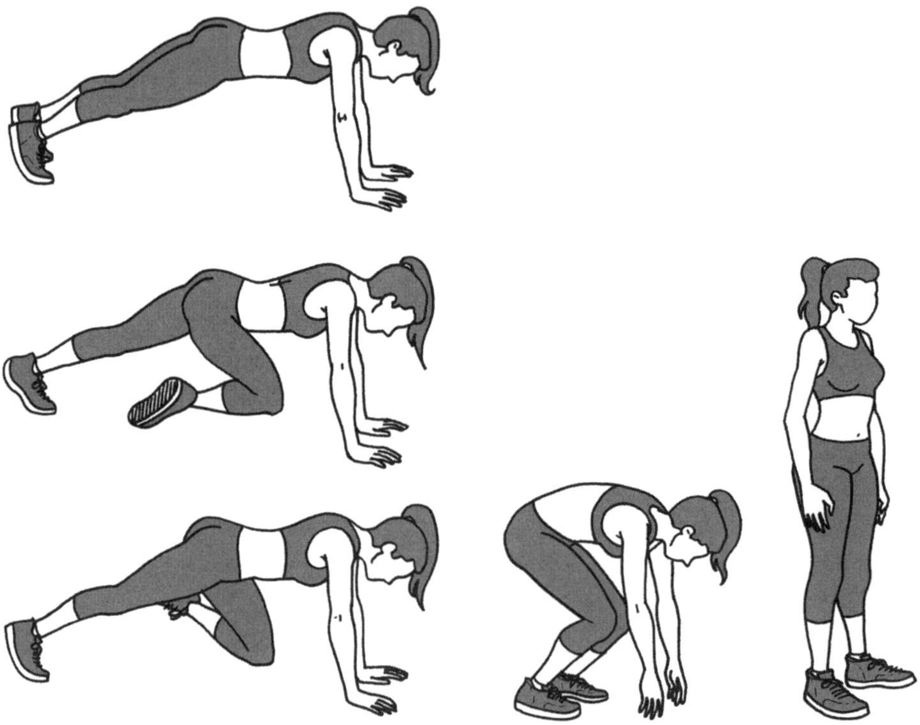

Iniciantes 2

Este é o treino de iniciantes 2, ciclo da queima. Ele dura 15min30s e nada mais. Trata-se de uma hora de resultados em apenas 15min30s.

Não se esqueça de seguir o ritmo do próprio corpo. Se tiver de respirar, pare por 2 ou 3 segundos e continue.

1 Burpee *adaptado*

Faça por 30 segundos. Você já fez esse exercício no desafio 1. Posição de prancha, cruze uma perna, volte, cruze a outra, volte, depois levante. Contraia bem o abdômen, para não forçar a coluna. Quanto mais depressa, melhor.

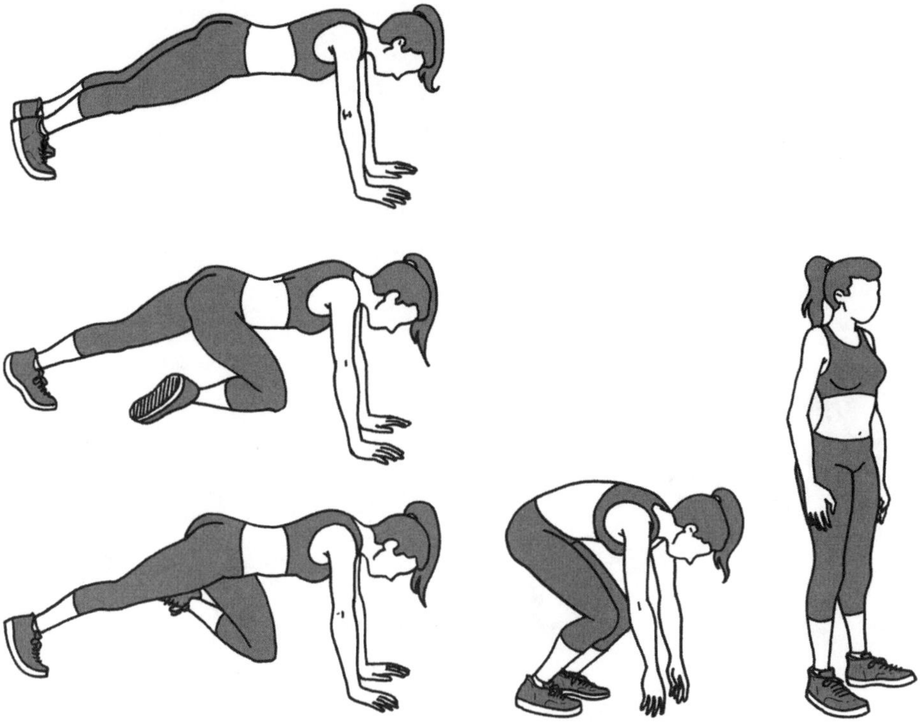

2 *Prancha*
Faça por 15 segundos. Permaneça nessa posição contraindo o abdômen. Cuidado para o quadril não descer, para não forçar as costas.

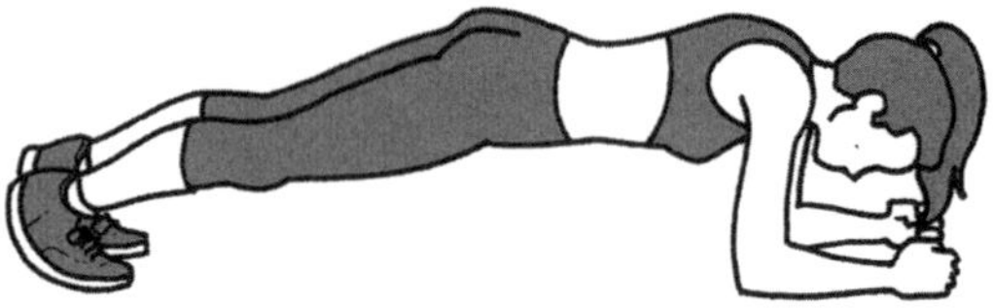

3 *Apoio com extensão de braços à frente*
Faça por 30 segundos. Faça a posição de flexão de braços, desça, suba e, quando estiver em cima, eleve um dos braços à frente. Repita o exercício, agora elevando o braço contrário. Lembre-se sempre de alternar o braço. Solte o ar em cima. Mulheres podem fazer o exercício com o joelho apoiado.

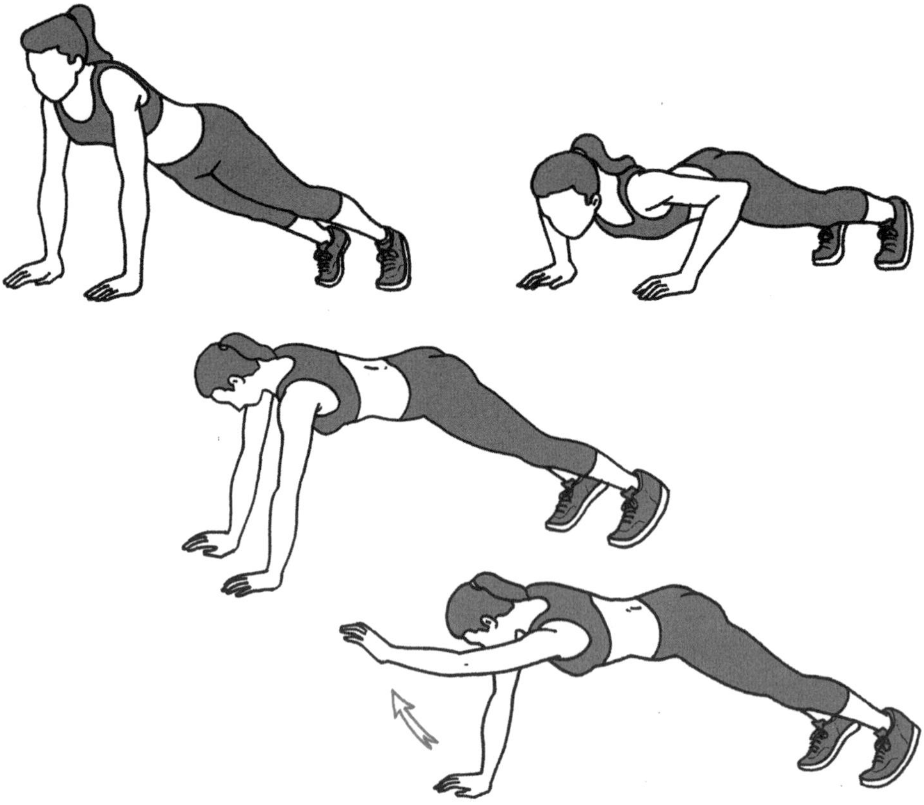

4 *Prancha*

Faça por 15 segundos. Contraia bem o abdômen. Cuidado para o quadril não descer, para não forçar as costas.

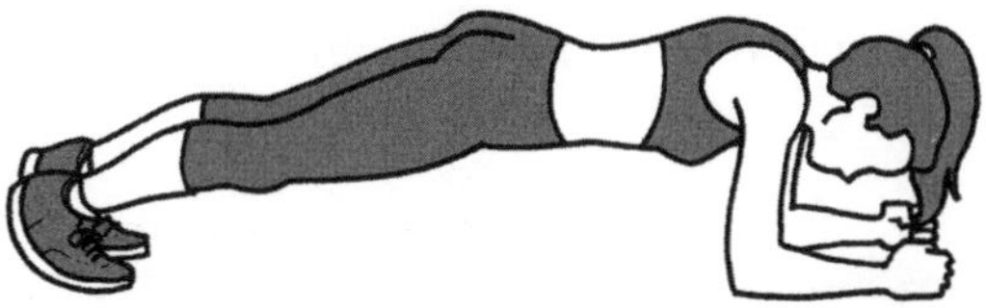

5 *Agachamento unilateral*

Para a frente, por 30 segundos, para trás. Inspire pelo nariz e solte pela boca. Não prenda a respiração, para a pressão arterial não subir e a frequência cardíaca não baixar.

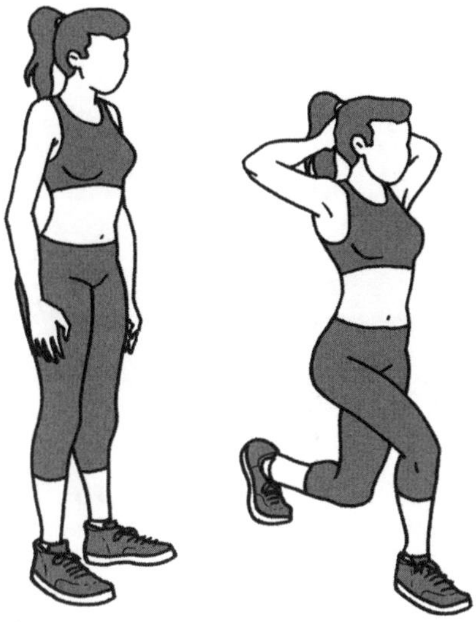

6 *Prancha*

Faça por 15 segundos. Lembre-se de contrair bem o abdômen.

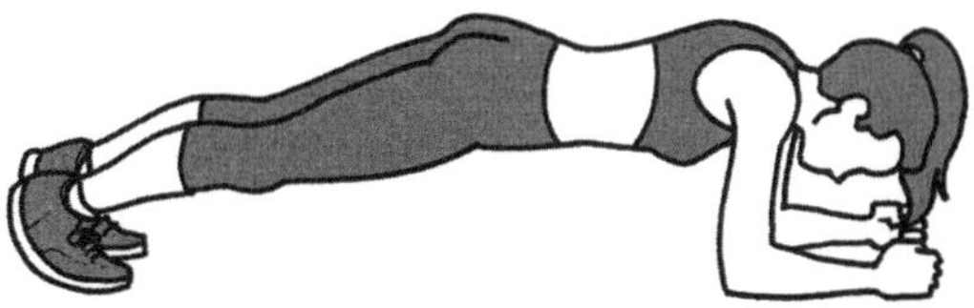

7 *Abdominal infra*

Faça por 30 segundos. Deite-se no colchonete e apoie-se. Então, estique as pernas e depois as recolha. Inspire pelo nariz, quando esticar a perna, e solte o ar pela boca quando as recolher. Cuide para não abrir os joelhos, ou você vai forçar a coluna.

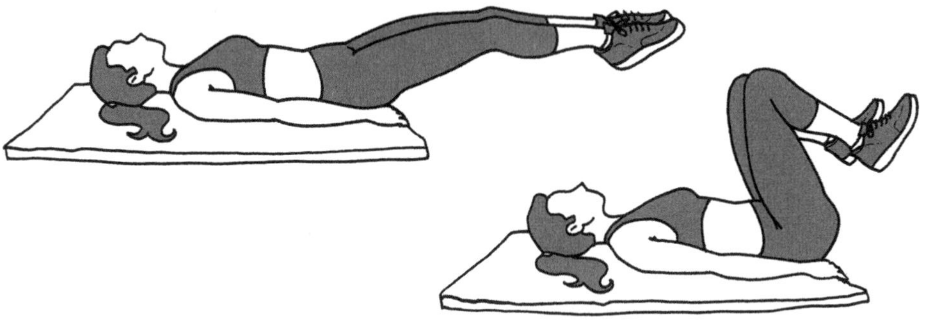

8 *Prancha*

Faça por 15 segundos.

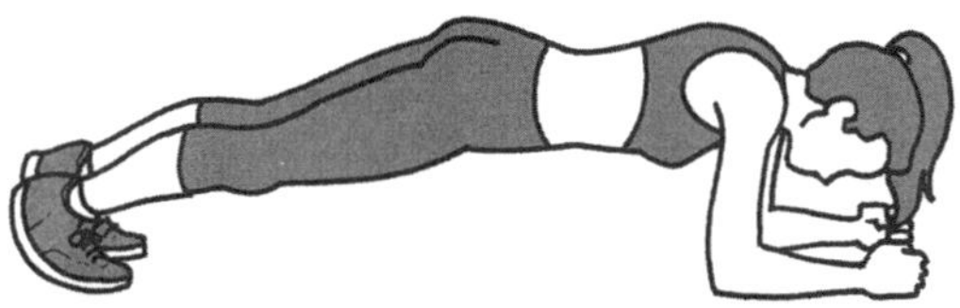

9 *Saltos curtos*

Faça por 30 segundos. Agache, a 45 graus, e salte. Inspire ao agachar e expire ao saltar.

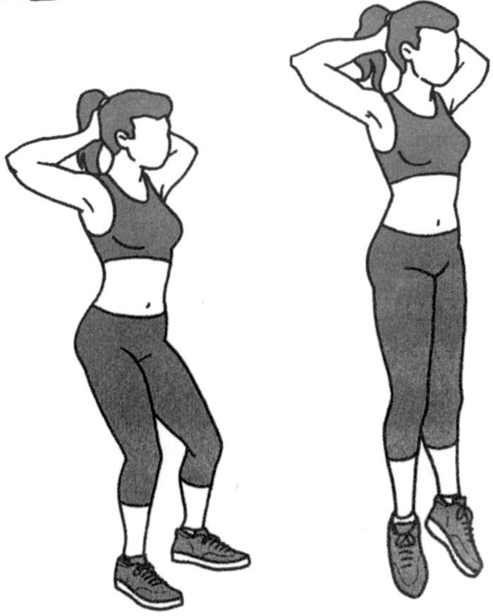

10 *Prancha*
Faça por 15 segundos.

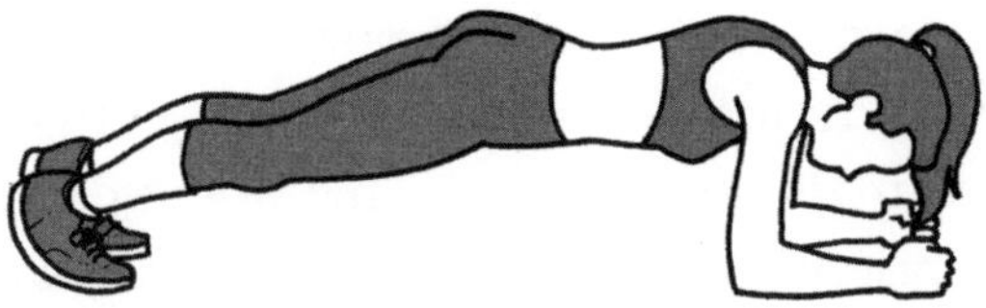

11 *Polichinelo*
Faça por 30 segundos. Acelere.

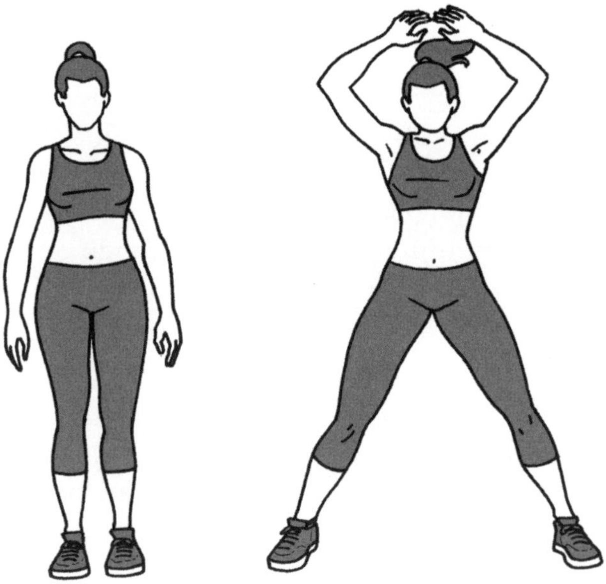

12 *Prancha*
Faça por 15 segundos, para finalizar.

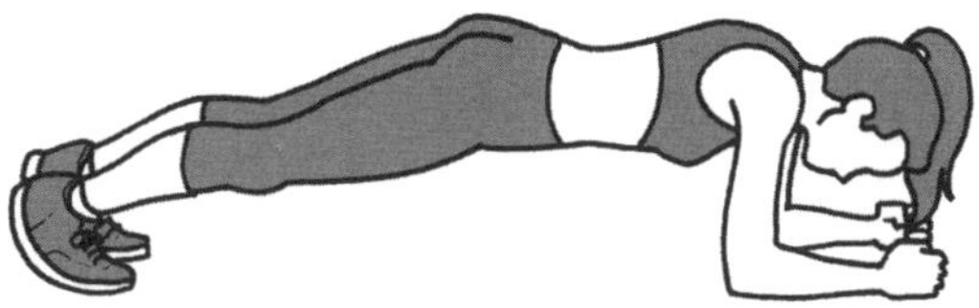

Agora você tem 60 segundos para descansar. Alongue-se e relaxe para se preparar para o segundo ciclo. São três ciclos que totalizam 15min30s de treino, e nada mais. Isto é, faça os 12 exercícios indicados ininterruptamente e descanse por 60 segundos. Faça de novo os 12 exercícios indicados, descanse por 60 segundos e repita mais uma vez. Quanto mais depressa fizer, melhor. No entanto, se você se cansar, siga o próprio ritmo, não se preocupe com isso. Só procure finalizar o treino. Então, repita tudo mais duas vezes. Vamos lá!

Como esse é um treino rápido, de apenas 15 minutos, sempre tenha água por perto. Beba bastante água, nem que seja um golinho por vez. Hidrate-se bastante, pois é 1 hora de resultado em apenas 15 minutos, então, o treino é intenso.

Entre os ciclos tente relaxar as costas, para não forçar para o próximo ciclo. Coloque um dos pés na frente do corpo, desça a coluna lá embaixo, sinta a coluna se alongar. Segure um pouco e troque a perna. Depois, vá para o segundo ciclo, descanse 60 segundos quando terminar, e faça o terceiro logo em seguida. Procure não se sentar durante o descanso. Passe um minuto em pé, caminhando de um lado para o outro, com o objetivo de não baixar novamente seu metabolismo e continuar aquecido, mantenha sua frequência cardíaca alta.

Esse é o segredo para continuar queimando por 48 horas. São 15 minutos de treino, mas 48 horas de metabolismo alterado. Se você treinou na segunda, na quarta-feira à noite, quando estiver comendo pipoca e assistindo a um filme, ainda estará queimando o treino de segunda. Agora é o momento de se transformar. Muitas pessoas estão se transformando, e agora é o seu momento.

Termine os três ciclos, afinal é bem fácil de decorar, e vamos para o desafio 2.

DESAFIO 2

Esse desafio dura apenas 60 segundos.

E você precisa estar sempre atento a seus limites e seu ritmo.

Agora é mais um *burpee* adaptado, mas sem salto. Então, cruze a perna, como você aprendeu no desafio 1, pule para a frente e levante. É só isso mesmo, não é pegadinha, eu já provei nos primeiros capítulos que funciona, confie em mim!

Quanto mais depressa conseguir fazer, melhor. O importante é fazer os 60 segundos sem parar. Se tiver de fazer mais devagar, faça. E não se esqueça de contrair bem o abdômen, para não forçar a coluna.[3]

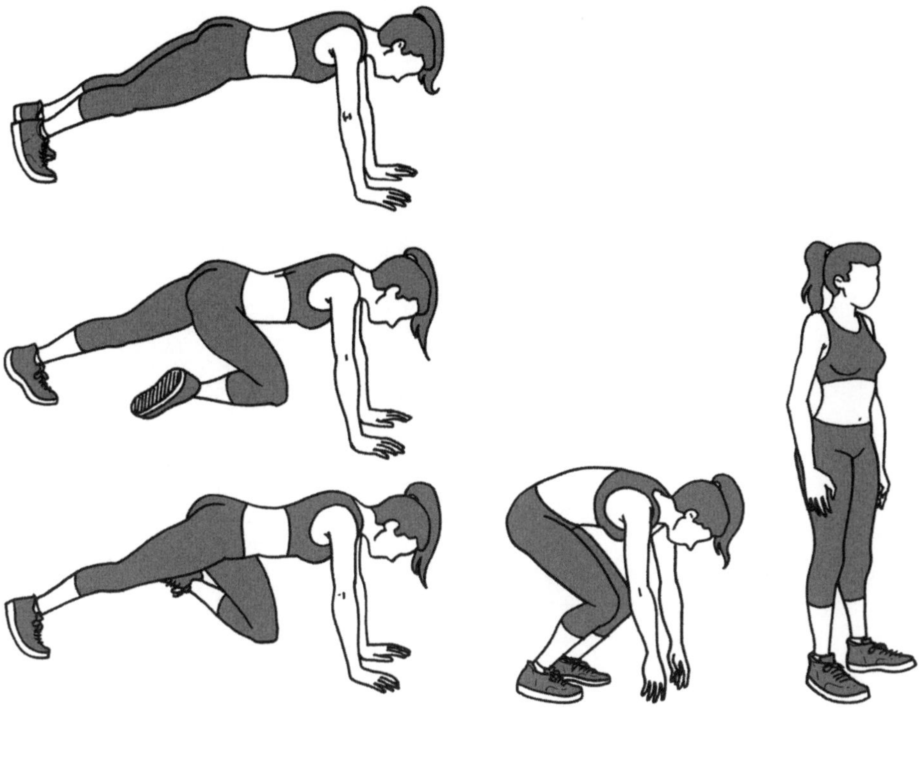

[3] Adquirindo o treinamento on-line completo do Q48, você vai treinar junto comigo, de qualquer lugar do mundo com conexão com a internet. Saiba mais em: <www.livroq48.com/area-vip-q48>.

Capítulo 9

Ciclo da Queima Plus

Pronto para o ciclo da queima plus? O primeiro treino intermediário tem 11 minutos apenas. Não há mais desculpas para não emagrecer! Lembre-se de respirar sempre: inspire pelo nariz e expire pela boca.[1]

Intermediário 1

1 *Agachamento com salto na subida*
Faça por 20 segundos. Agache a 90 graus e suba pulando. Inspire sempre pelo nariz e solte o ar pela boca ao subir. Tome cuidado para não deixar os joelhos muito para a frente, jogando o quadril bem para trás. Cuide da postura e agache a 90 graus.

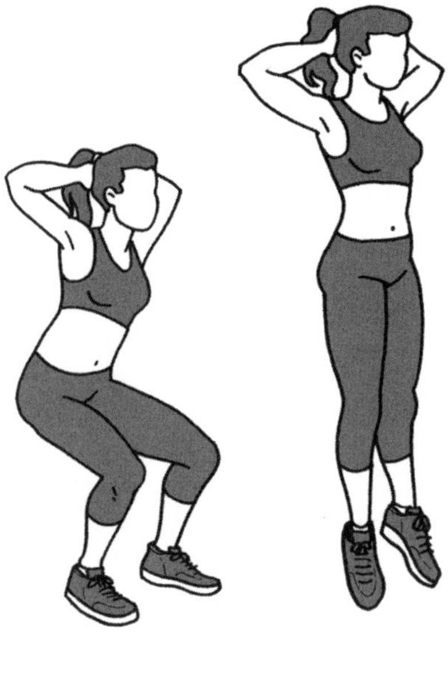

2 *Corrida parada*
Faça por 10 segundos.

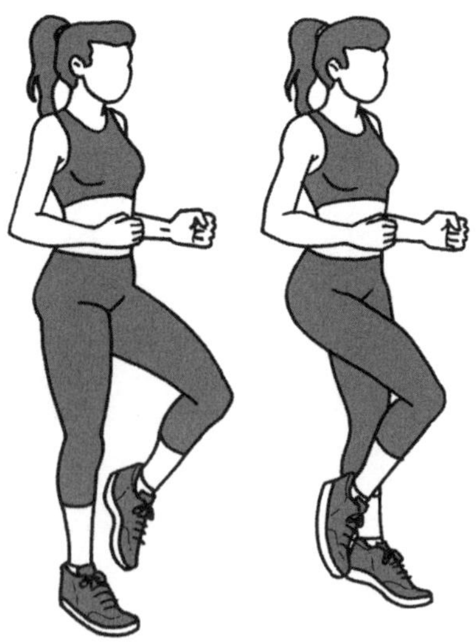

[1] Assista ao vídeo explicativo dos exercícios no endereço: **<www.livroq48.com/video-explicativo-q48>.**

3 *Montanha alpinista*

Faça por 20 segundos. Coloque as mãos no chão como se fosse fazer uma prancha, mas comece a correr na posição, dobre bem as pernas, sem sair do lugar. Contraia o abdômen, para proteger a coluna.

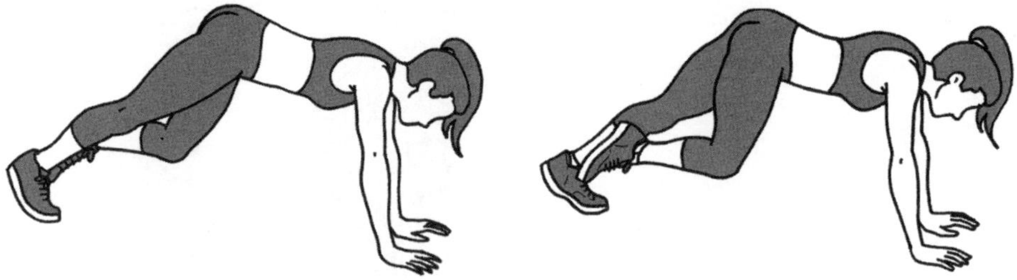

4 *Corrida parada*

Faça por 10 segundos. Não deixe a frequência cardíaca cair.

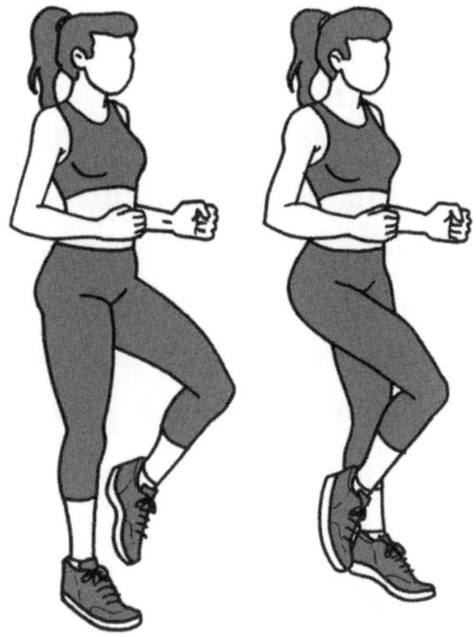

5 *Saltos unilaterais*

Faça por 20 segundos. Como se você fosse saltar, mas com um pé na frente do outro, depois troque na outra série. Primeiro o pé direito na frente, e salte. Inspire pelo nariz e, quando saltar, expire pela boca. Tome cuidado para o joelho não ir muito para a frente, para não forçá-lo.

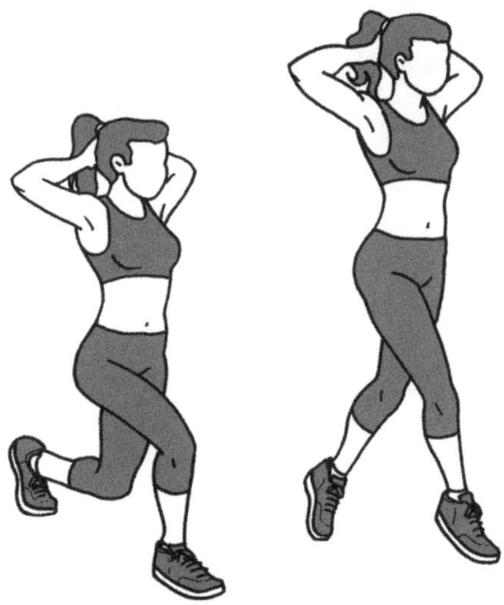

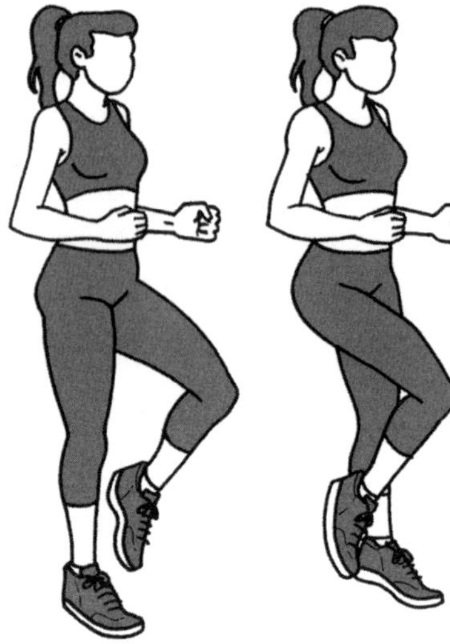

6 *Corrida parada*
Faça por mais 10 segundos.

7 *Abdominal oblíquo*
Faça por 20 segundos. Deite-se no chão, na posição de abdominal, e na hora de subir erga-se com uma das mãos levantadas, para trabalhar mais aquele lado. A mão precisa ir na direção da perna contrária. Comece pela direita em direção à perna esquerda, quando trocar de série você troca o lado. Inspire pelo nariz e, quando estiver em cima, expire pela boca. Para não forçar a coluna, desça devagar.

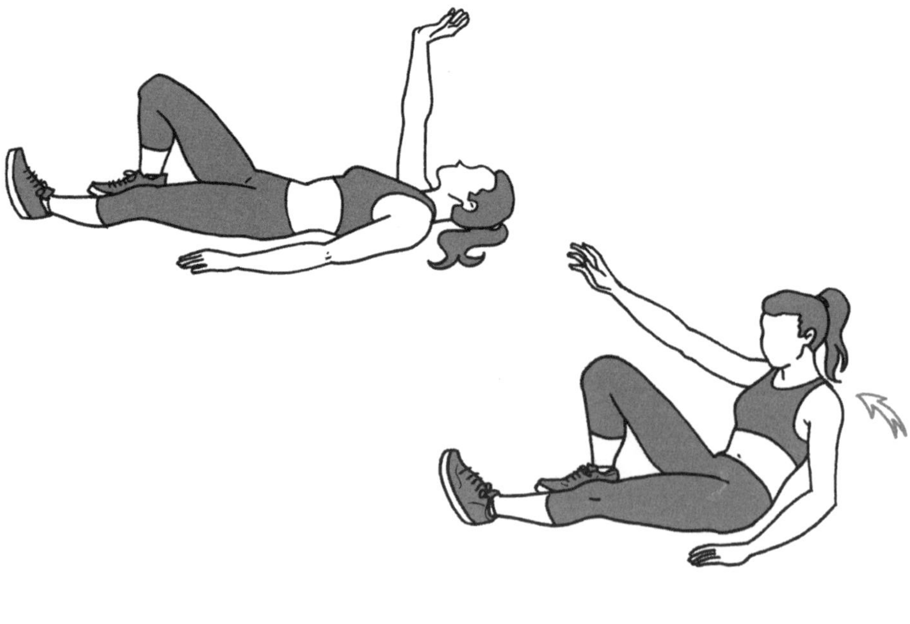

8 *Corrida parada*
Faça por 10 segundos.

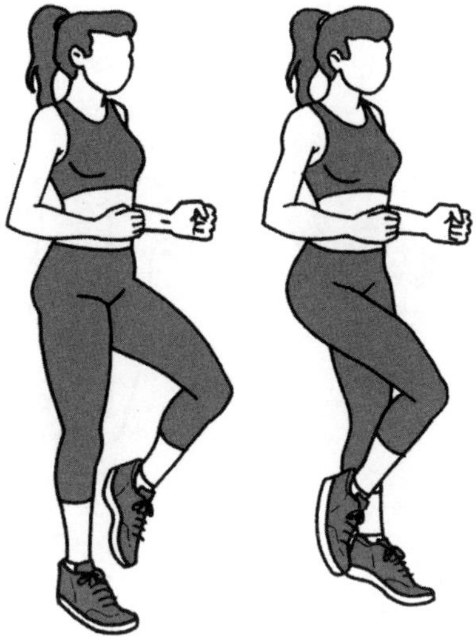

Descanse e alongue-se por 60 segundos.

Repita agora o ciclo mais três vezes, sempre alternando a perna na hora do salto do passo 5, entre eles não se esqueça de alongar. É um total de quatro ciclos.

Assim como no ciclo dos iniciantes, se você cansar, pode parar, não tem problema. Descanse por 2 ou 3 segundos e volte a fazer. O importante aqui é realizar esses 11 minutos do treino. Se tiver de parar no meio, não tem problema.

Ao terminar os quatro ciclos, não se esqueça de tomar água.

Isso vai consumir em torno de 11 minutos do seu dia, então não tem mais desculpas agora, o treino é à prova de preguiça. Ele é muito mais dinâmico que uma academia, e você ficará surpreso com quanto vai suar, mais do que em uma hora ou uma hora e meia na academia.

Vamos para o desafio?

DESAFIO 1

O desafio 1 do ciclo da queima plus é composto de dois exercícios e dura 35 segundos. Pegue seu cronômetro e vamos lá!

1 *Montanha alpinista*

Faça por 25 segundos.

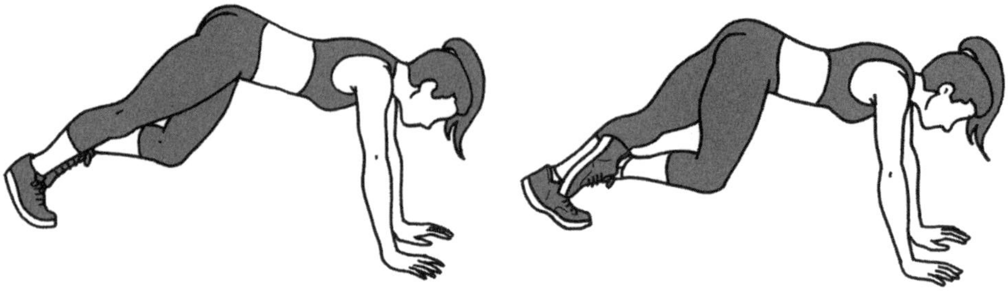

2 Burpee

Faça por 10 segundos. Vá para trás, depois para a frente e salte. Tente fazer o mais depressa que puder, quanto mais, melhor. Contraia bem o abdômen.

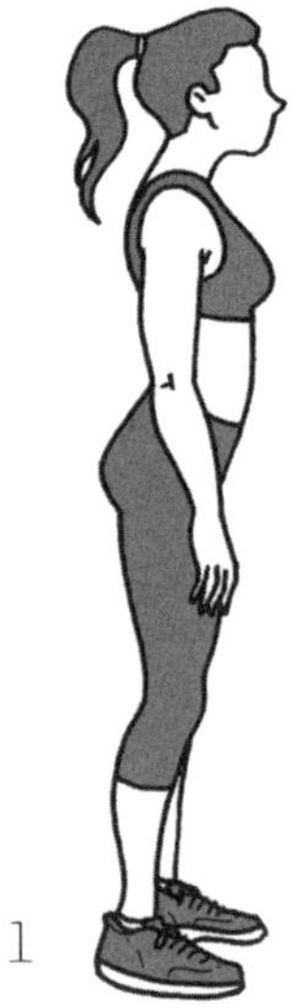

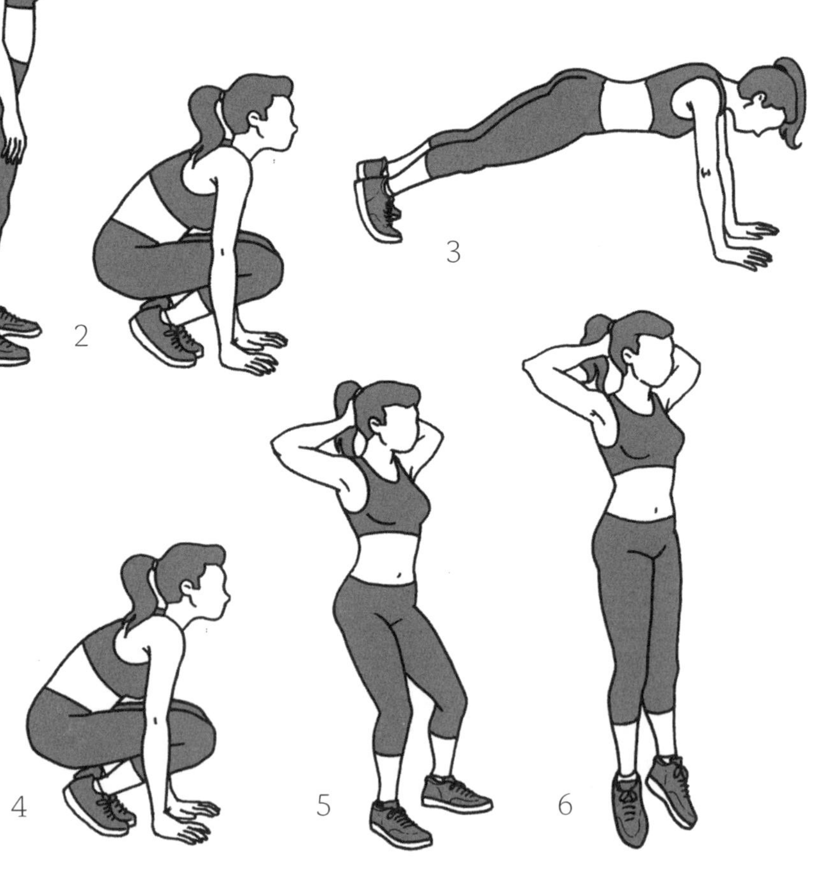

Intermediário 2

Bem-vindo ao ciclo da queima plus número 2, treino intermediário, para derreter gordura usando apenas 13min40s. São seis exercícios simples.

1 *Deslocamento de quadril*

Faça por 25 segundos. Entre na posição de prancha e dê saltos para um lado e depois para o outro, com as duas mãos apoiadas no chão. Tente fazer o movimento o mais depressa possível e também o mais amplo possível. Quanto mais rapidamente a frequência cardíaca se elevar, maior a queima de gordura.

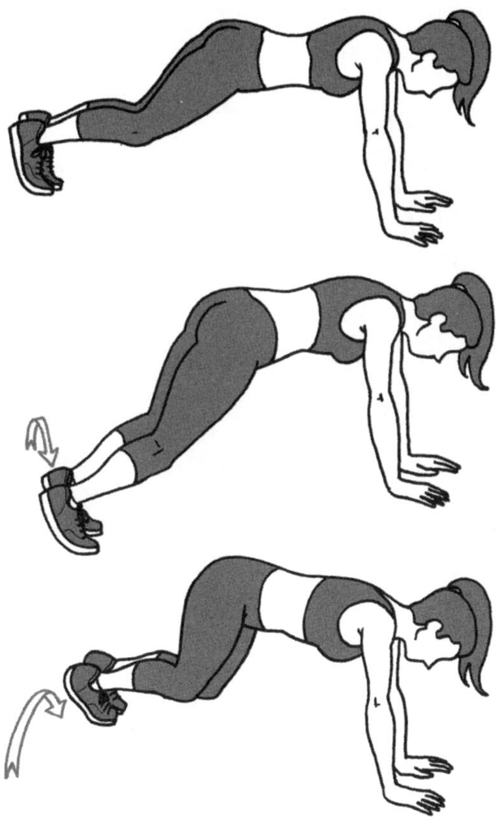

2 *Bater no joelho inverso*

Faça por 10 segundos. Comece pelo braço direito e mantenha. Levante e leve um joelho de cada vez batendo com a mão inversa. Acelere ao máximo.

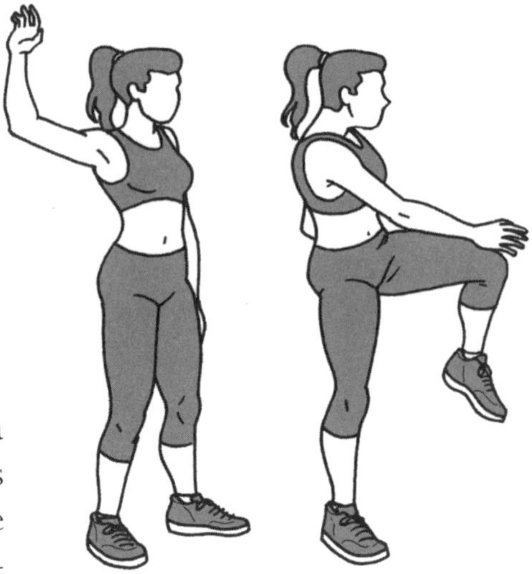

3 *Apoio*

Faça por 25 segundos. Desça com a distância dos braços abertos maior que a largura dos ombros e suba com a distância entre os braços na largura dos ombros. Apoie o peito e suba. Inspire quando estiver descendo e expire quando subir.

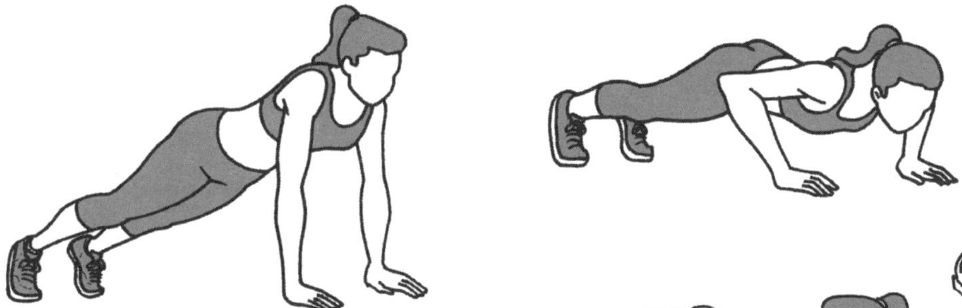

4 *Bater no joelho inverso com o braço esquerdo*

Faça por 10 segundos.

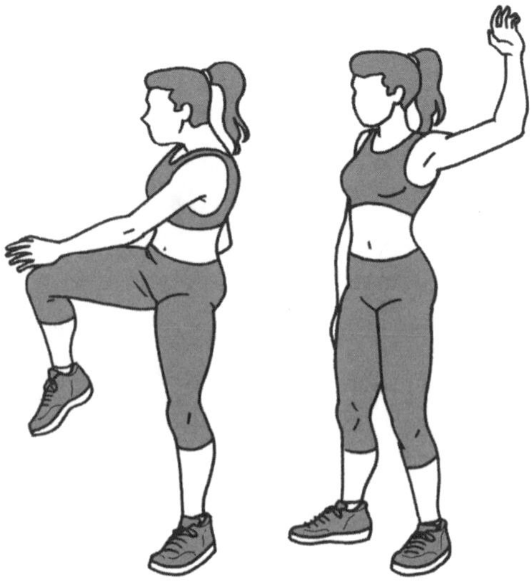

5 Burpee

Faça por 25 segundos. Posição de prancha, pule para a frente ainda com as mãos no chão e depois salte para o alto. Contraia bem o abdômen para não forçar as costas quando jogar o pé atrás.

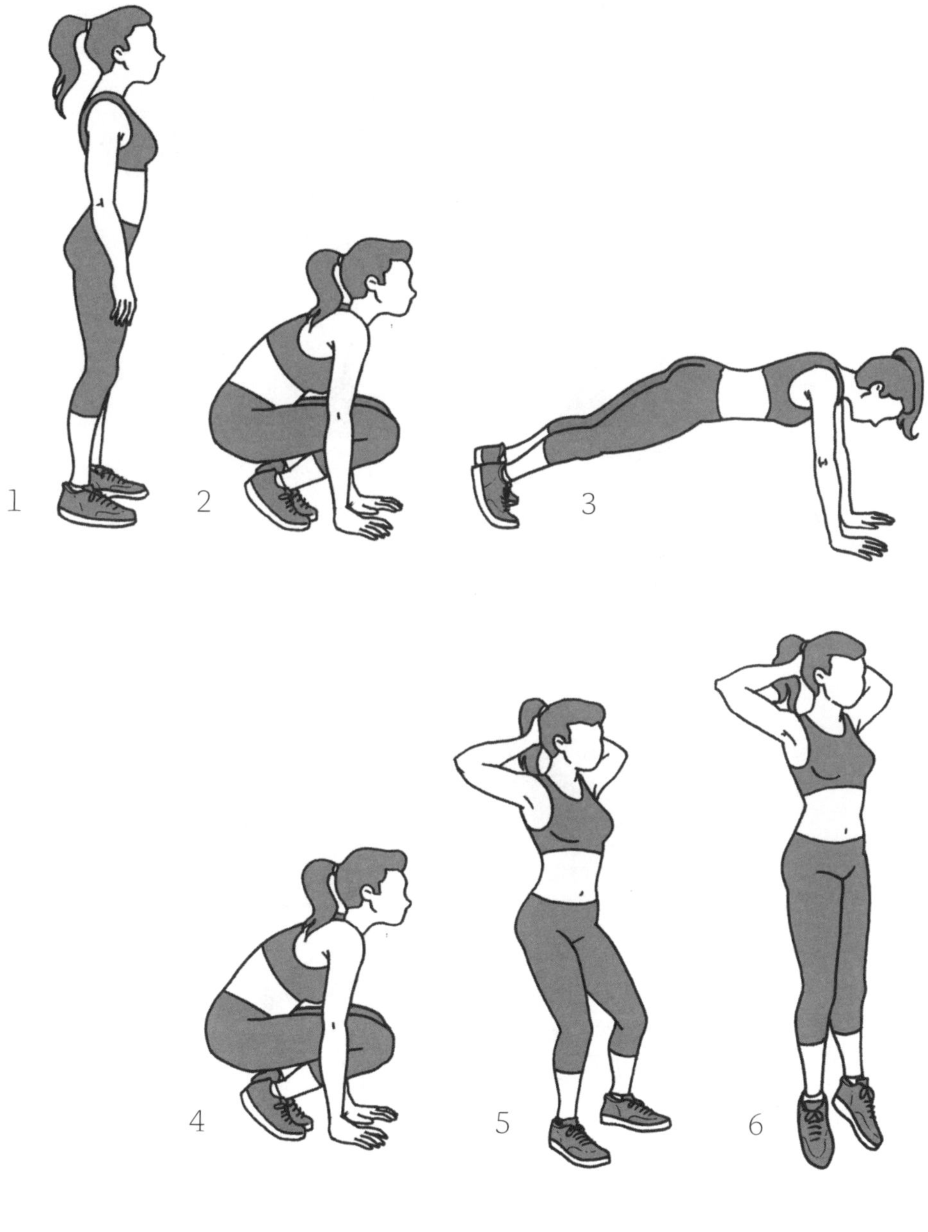

6 *Bater no joelho inverso com o braço direito*
Faça por 10 segundos. Acelere sem parar.

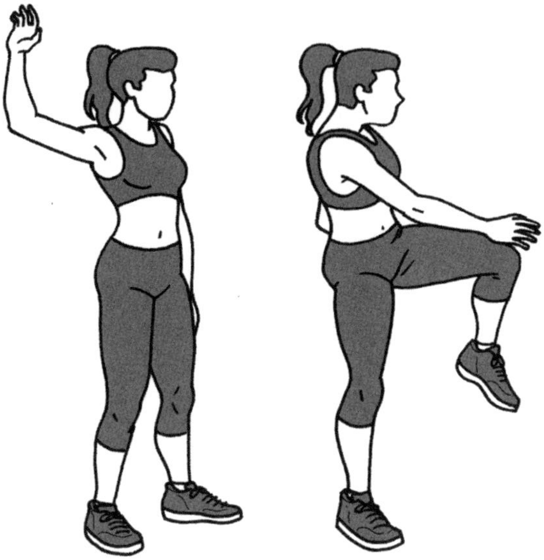

7 *Prancha com adução e abdução*
Faça por 25 segundos. Desça para a posição de prancha, abra e feche as pernas repetidamente. Lembre-se de contrair bem o abdômen para não forçar as costas.

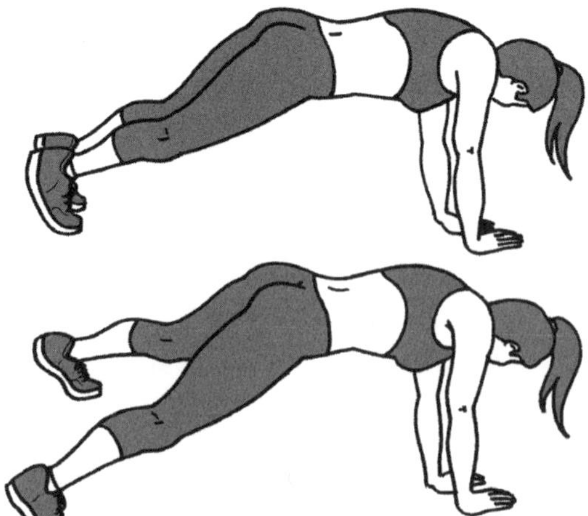

8 *Bater no joelho inverso com o braço esquerdo*
Faça por 10 segundos.

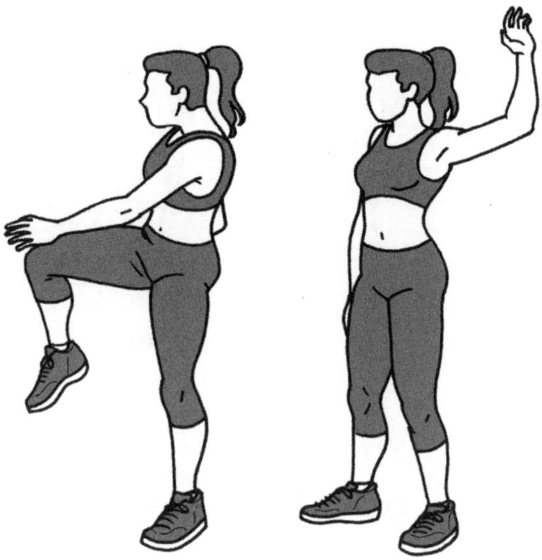

9 *Elevação de mão e pé invertidos*
Faça por 25 segundos. Fique de barriga para cima, apoiado sobre as mãos e os pés, sem encostar o quadril no chão. Toque a perna com a mão contrária. Esse exercício trabalha muito o abdômen e os tríceps. Sempre perna contrária na mão contrária. Direita na esquerda, e depois troque.

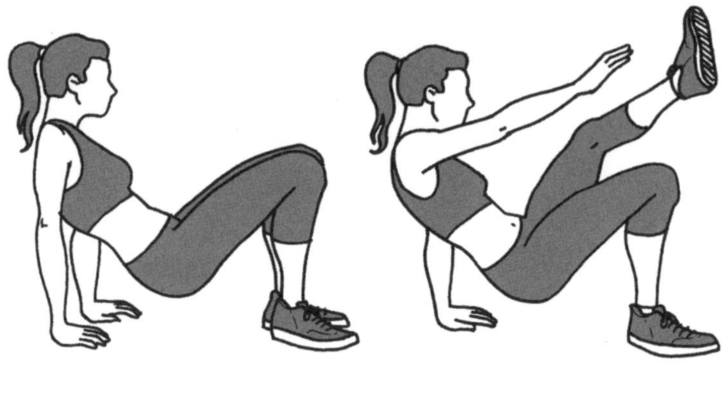

10 *Bater no joelho inverso com o braço direito*
Faça por 10 segundos.

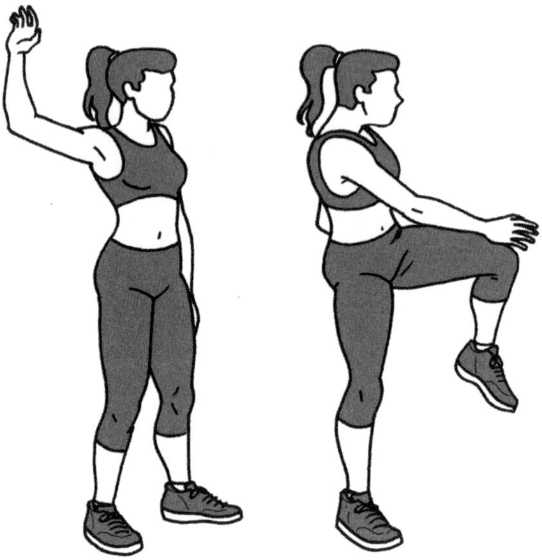

Agora descanse e alongue, aproveite para relaxar por 40 segundos.

Tome água e repita o ciclo mais três vezes. São 13min40s. Nada mais de esteira, nada mais de exercício longo, monótono e chato, nada mais de ficar se exercitando como rato de laboratório. Agora vamos fazer algo mais inteligente, mais eficaz e mais divertido.

Não se esqueça de tomar água entre os ciclos. São 13 minutos de treino muito intenso. E realmente é 1 hora de resultado em apenas 13 minutos. Então vamos combinar que acabou essa história de exercício que dura horas de sua vida. Estou louco para ver sua foto de "antes e depois" após essas 8 semanas.

Agora, sente-se, seque o rosto, tome água, descanse, e parta para o desafio 2, firme e forte.

DESAFIO 2

O segundo desafio do ciclo da queima plus é composto de dois exercícios que totalizam 45 segundos. Siga sempre seu ritmo.

1 *Montanha alpinista*
Faça por 20 segundos. Quanto mais depressa você fizer, melhor. Contraia bem o abdômen.

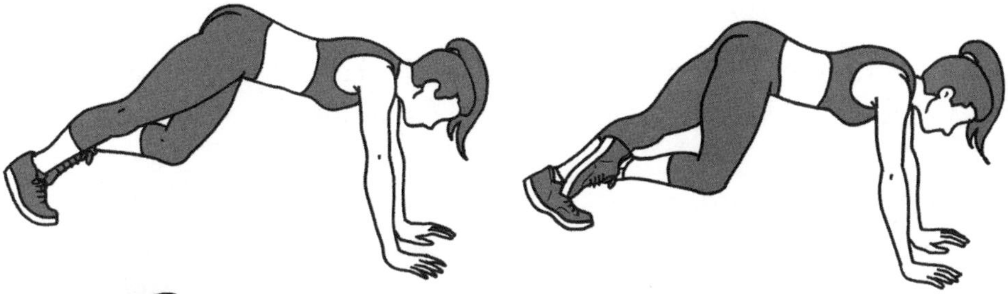

2 Burpee
Faça por 25 segundos. Vá para trás, depois para a frente e salte. Acelere o máximo possível, não pare. É o desafio, esforce-se para fazer até o final.

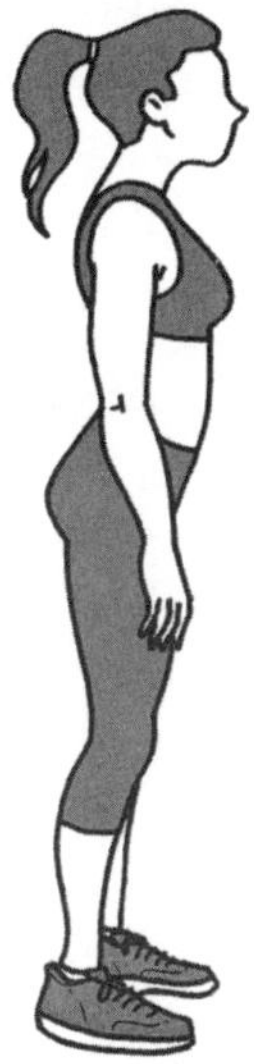

1

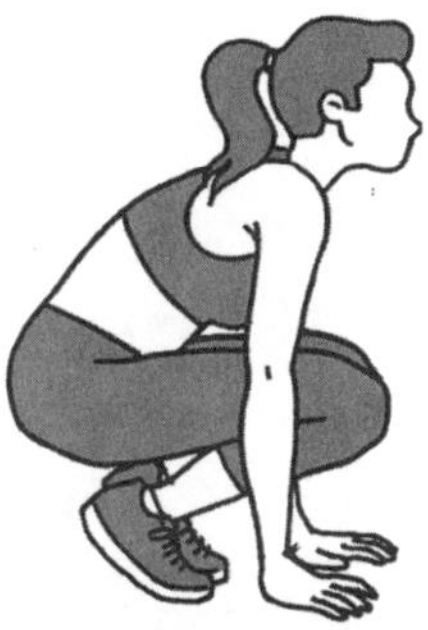

2

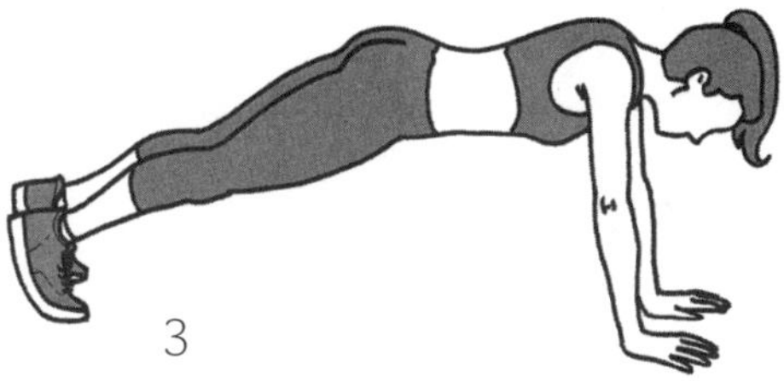

3

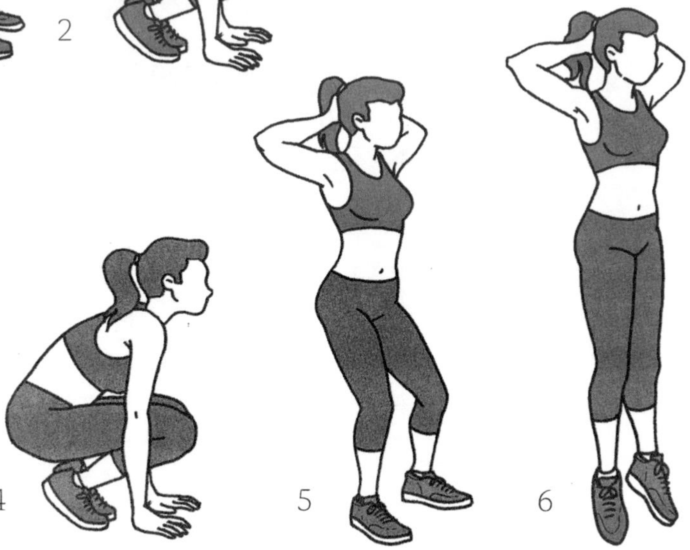

4 5 6

Esse desafio é fácil e simples, então faça até o final e siga seu ritmo. Espero que tenha conseguido! E agora vamos para o próximo treino.

Intermediário 3

Esse é o último treino intermediário do ciclo da queima plus. Ele dura 13min30s e é composto de cinco exercícios simples.

1 *Burpee adaptado*
Faça por 30 segundos. Vá para a posição de prancha e salte com as pernas para um lado, depois para o outro, mantendo as mãos no chão. Depois pule para a frente e em seguida salte para cima. Contraia bem o abdômen.

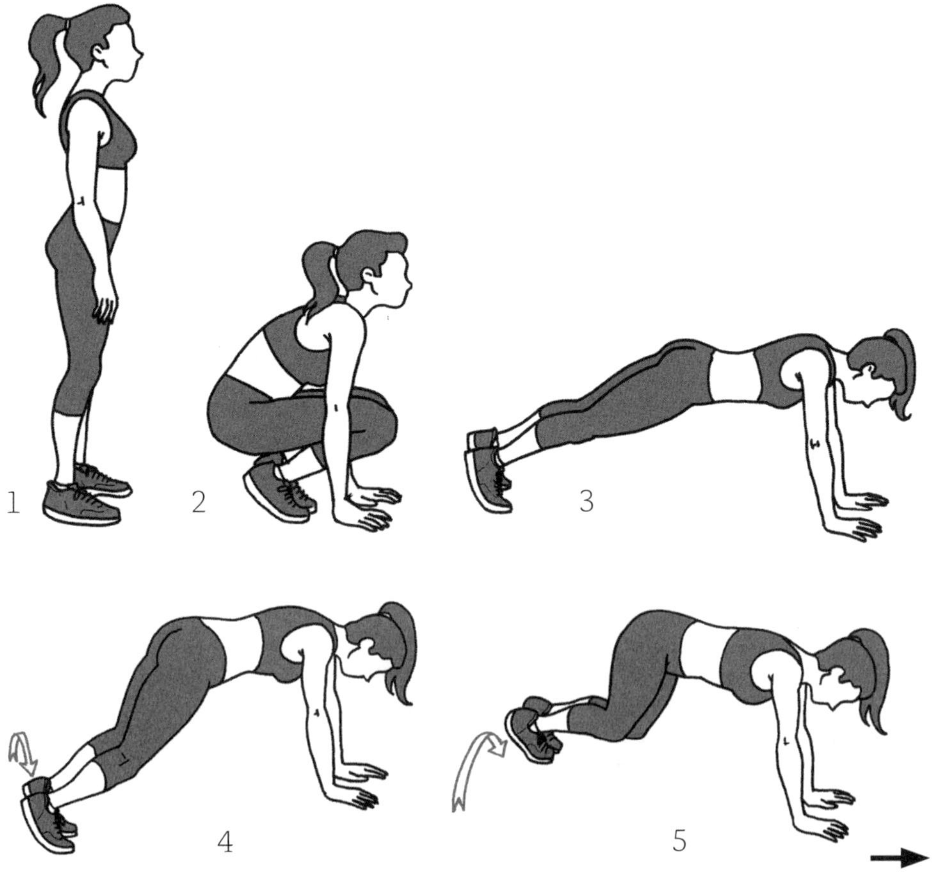

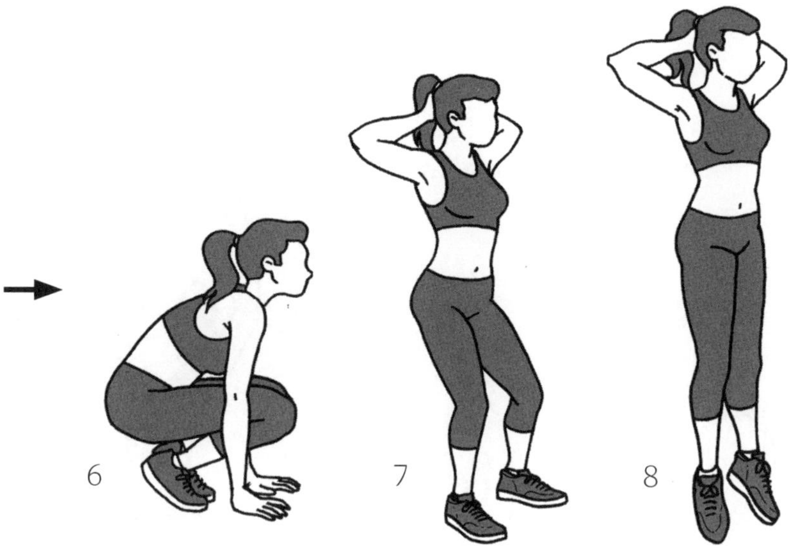

2 *Corrida parada batendo os calcanhares nas mãos*

Faça por 15 segundos. Contraia bem o abdômen novamente para não forçar as costas. Erga bem a perna para encostar o calcanhar na mão. Desloque mais que a linha do ombro e suba.

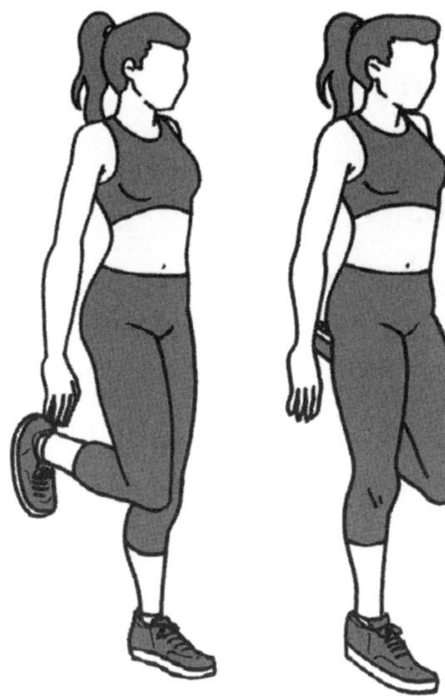

3 *Agachamento elevando os braços com salto*
Faça por 30 segundos. Suba bem os braços, agache a 90 graus, colocando o quadril para trás, e salte. Contraia o abdômen. Agache, com o quadril lá atrás, e tome cuidado para não forçar os joelhos. Inspire quando agachar e expire ao saltar.

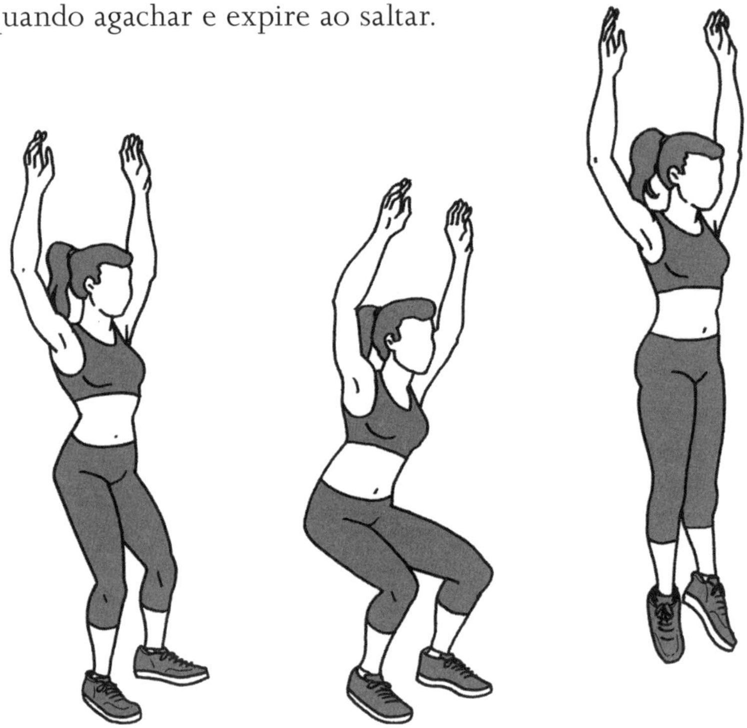

4 *Corrida parada batendo os calcanhares nas mãos*
Faça por 15 segundos.

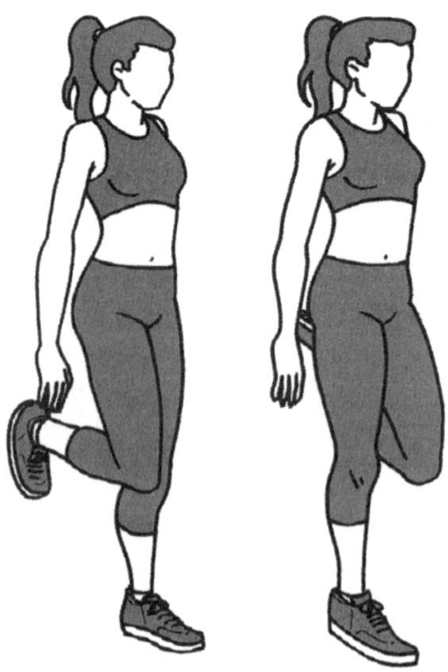

5 *Apoio com as mãos fechadas*

Faça por 30 segundos. É a posição de flexão, desça com os braços abertos na distância dos ombros. As mulheres podem fazer com os joelhos apoiados no chão e os homens com as pernas esticadas. Os braços ficam na linha do ombro. Solte o ar pela boca quando subir, inspire pelo nariz quando descer. Não deixe o quadril desalinhar.

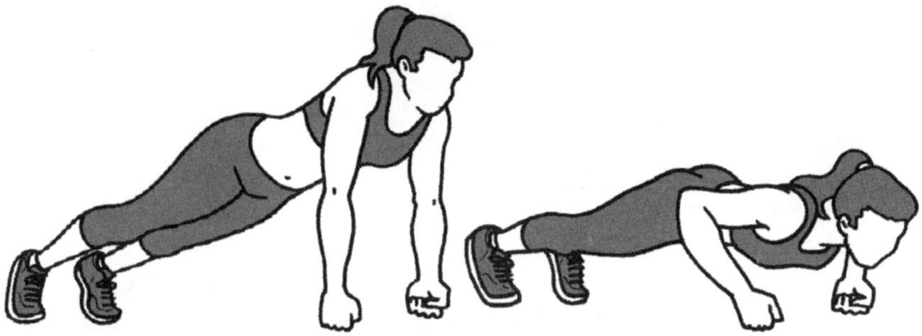

6 *Corrida parada batendo os calcanhares nas mãos*

Faça por 15 segundos de novo. Acelere, tente fazer isso o mais depressa que puder. O calcanhar deve subir bem. Não desista, não pare no meio.

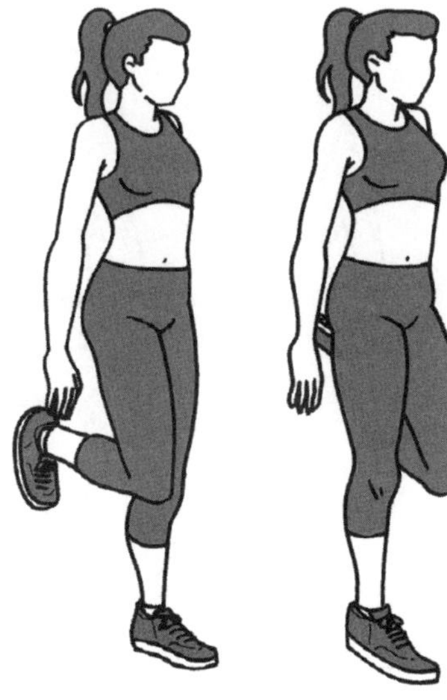

7 *Abdominal infra*

Faça por 30 segundos. Deite-se com os braços ao lado do corpo. Eleve as duas pernas juntas com os joelhos flexionados, faça o abdominal movendo as pernas elevadas para a frente e para trás. Inspire pelo nariz, quando esticar as pernas, e expire quando as recolher. Apoie a cabeça para não forçar a cervical.

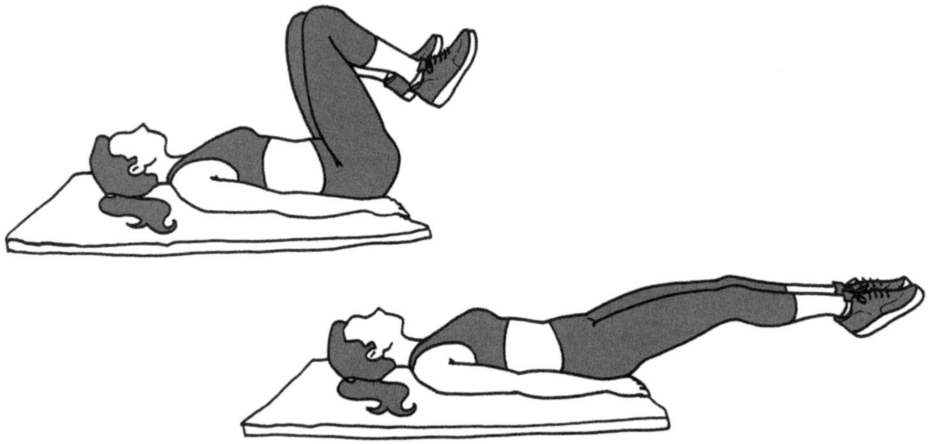

8 *Corrida parada batendo os calcanhares nas mãos*

Faça por 15 segundos. Acelere o máximo que puder.

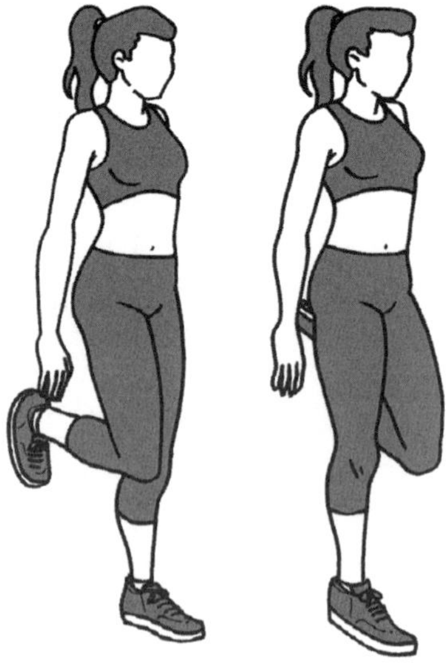

Agora você tem 30 segundos para descansar e alongar, tome um gole de água. Esse foi o primeiro ciclo de cinco exercícios. Repita por três vezes, totalizando quatro ciclos.

Esse foi o terceiro treino intermediário, que derrete gordura. Você tem 5 minutos de descanso. Depois, vá para o desafio 3.

DESAFIO 3

Bem-vindo ao terceiro desafio do ciclo da queima plus. Um passo para você chegar ao extreme. Está preparado?

Ele é composto de dois exercícios apenas, de 60 segundos, e chega de gordura em sua vida!

1 *Montanha alpinista*

Faça por 40 segundos e, como sempre, o mais depressa possível. Suba o joelho o máximo que puder.

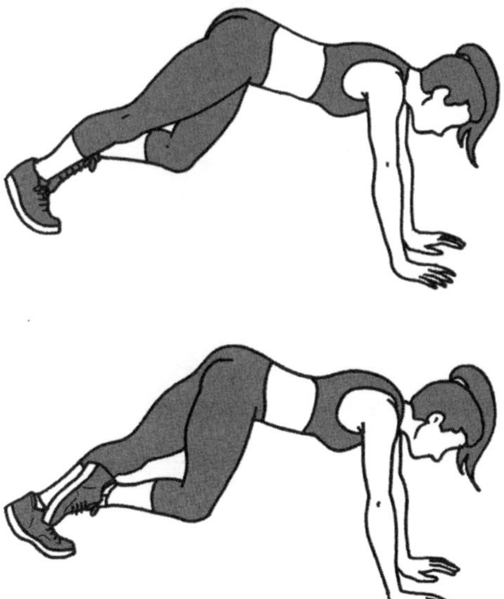

2 *Burpee*

Faça por 20 segundos. Salte para a frente e pule. Vá mais para trás com o pé. Pule bem alto!

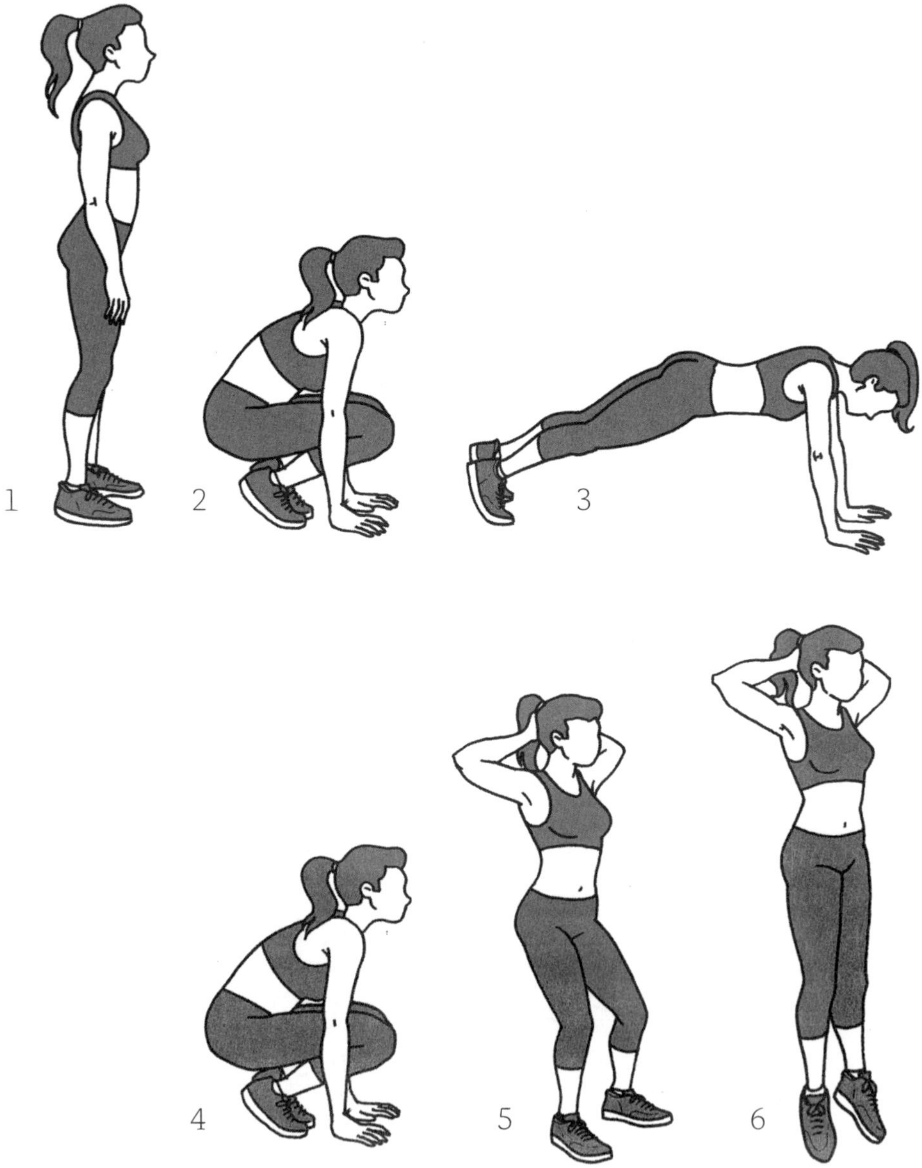

E terminou![2]

Parabéns por ter chegado até aqui. Agora o bicho vai pegar. O próximo treino é extreme. Espero você no próximo capítulo.

---

[2] No treinamento on-line Q48, demonstro todos os movimentos para você treinar com segurança e obter os máximos resultados no conforto de casa. Adquira agora mesmo em: <www.livroq48.com/area-vip-q48>.

Capítulo 10

Ciclo da Queima Extreme

Esse é o nível mais difícil, de maior intensidade. Parabéns por ter chegado até aqui! A gordura vai começar a derreter, não tem como resistir. Esse treino dura apenas 10min50s. São exercícios simples, mas com menos descanso, e muito mais intensos. A respiração é sempre importante. Inspire pelo nariz e expire pela boca.[1]

Faça o aquecimento e vamos começar.[2]

Avançado 1

1 *Burpee adaptado*

Faça por 30 segundos. Cruze uma perna, alterne para a outra, levante e pule. Acelere o máximo que puder.

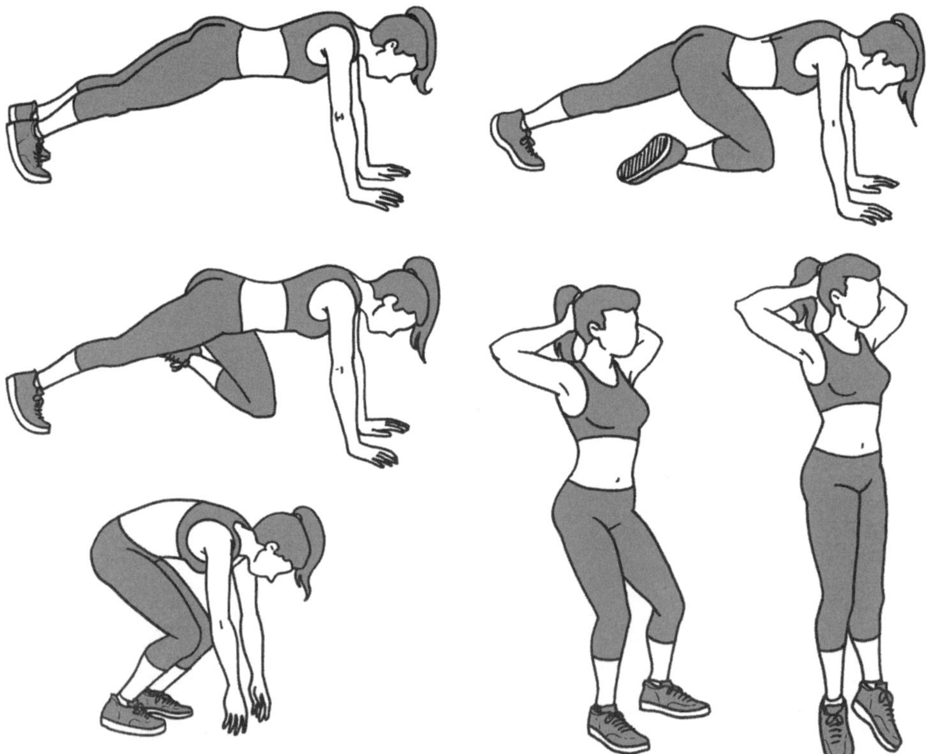

[1] Assista ao vídeo explicativo dos exercícios no endereço: **<www.livroq48.com/video-explicativo-q48>**.

[2] Esse ciclo é decisivo para sua transformação. Treine junto comigo e potencialize ao máximo seus resultados. Acesse: <www.livroq48.com/area-vip-q48> e comece hoje mesmo!

2 *Corrida parada*

Faça por 8 segundos. Eleve o pé a 90 graus para correr. Bata a palma da mão no joelho quando chegar à altura da cintura. Erga o máximo que puder.

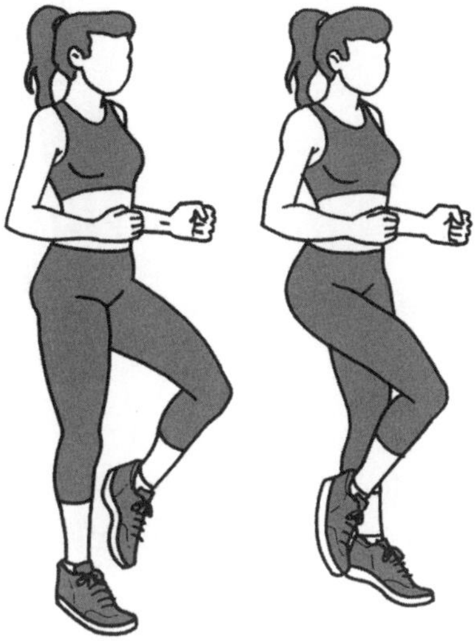

3 *Corrida horizontal simulada*

Faça por 30 segundos. Fique apoiado nas mãos e nos pés com a barriga para cima e o quadril elevado, sem encostá-lo no chão. Mantenha as mãos no chão e comece a mover as pernas o mais depressa que puder, imitando um movimento de corrida. Contraia bem o abdômen e os tríceps.

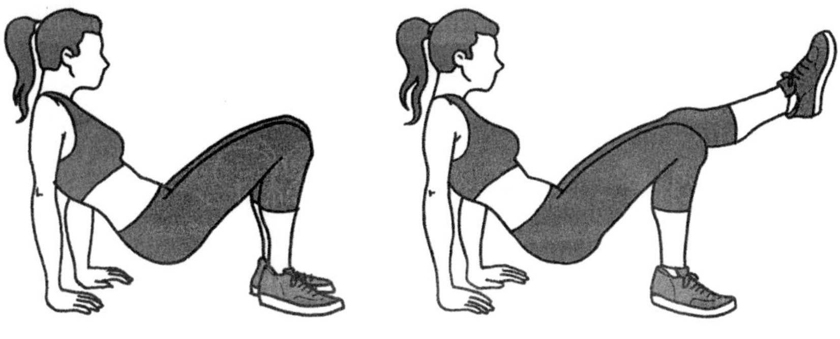

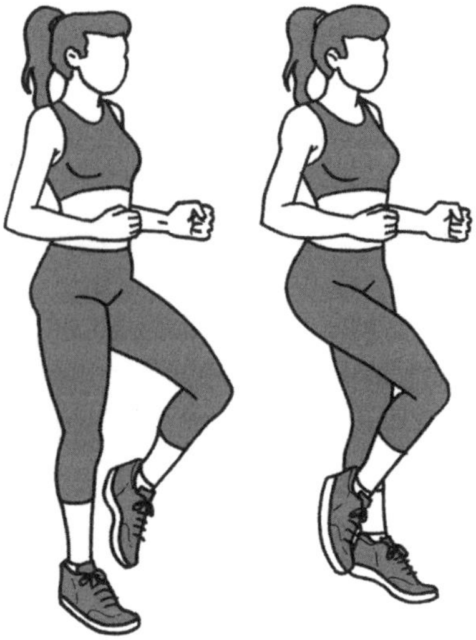

4 *Corrida parada*
Faça por mais 8 segundos. Bata a mão no joelho, erga bem a perna.

5 *Prancha com adução e abdução*
Faça por 30 segundos. Desça na posição de prancha e abra e feche as pernas repetidamente. Contraia o abdômen para não forçar as costas.

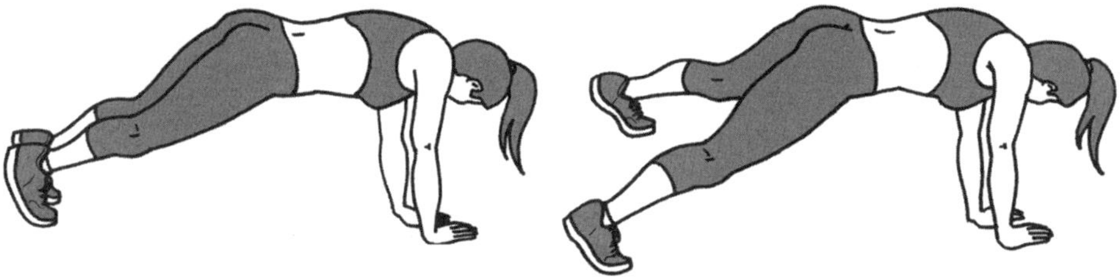

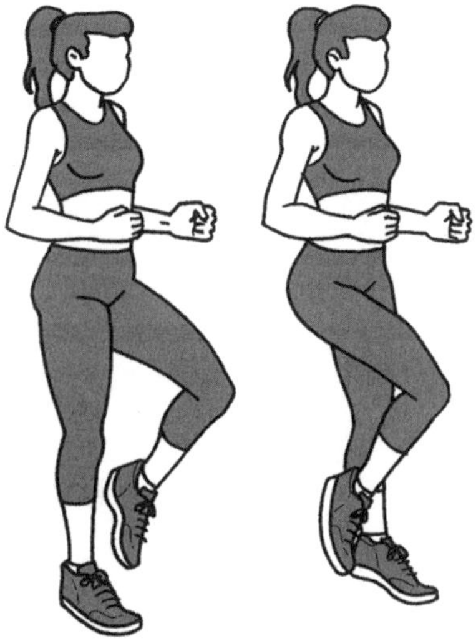

6 *Corrida parada*
Faça por 8 segundos, batendo as mãos nos joelhos. Eleve o joelho a 90 graus.

7 *Abdominal com as pernas elevadas*

Faça por 30 segundos. Deite-se e mande as pernas lá para cima, vá com o tronco até as pernas, até bater com as mãos nos pés elevados. Expire quando subir.

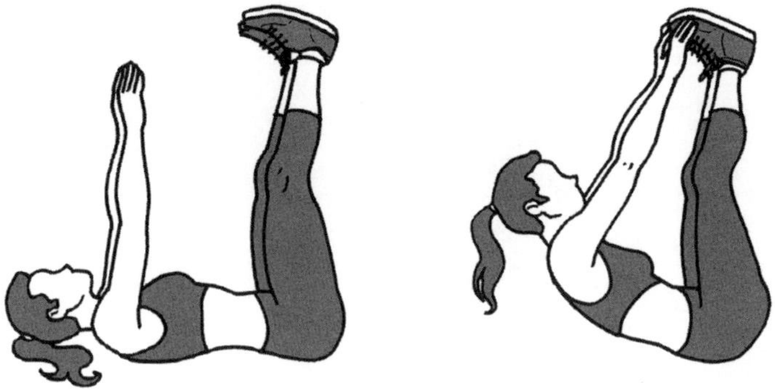

8 *Corrida parada*

Faça por mais 8 segundos, batendo nos joelhos com as mãos.

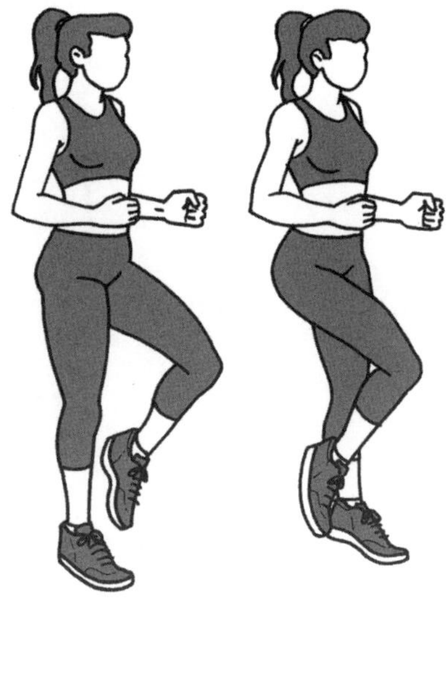

9 *Abdominal infra*

Faça por 30 segundos. Deite-se com as mãos ao lado do corpo, levante as pernas esticadas e mova as pernas para a frente e para trás, com a cabeça apoiada no chão sem mexer. Inspire pelo nariz, quando esticar as pernas, e solte o ar pela boca quando as recolher. Apoie a cabeça, para não forçar a cervical. Cuide para a coluna não elevar do meio ao final dela, para não forçar as costas.

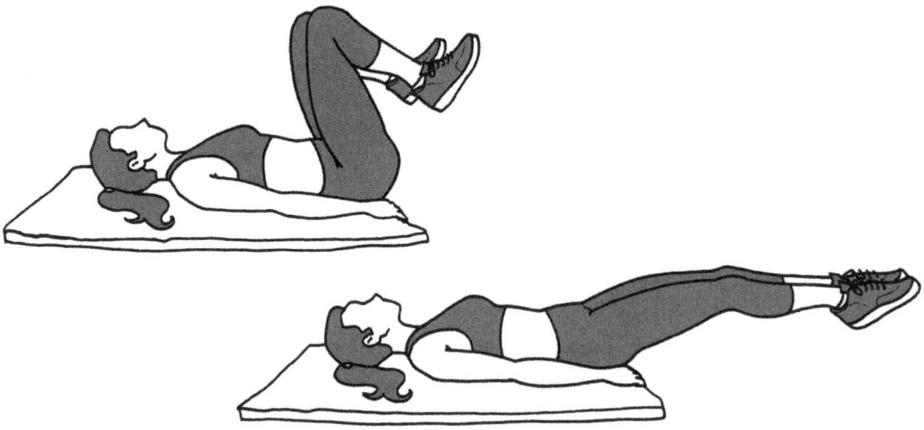

10 *Corrida parada*

Faça por 8 segundos, batendo as mãos nos joelhos.

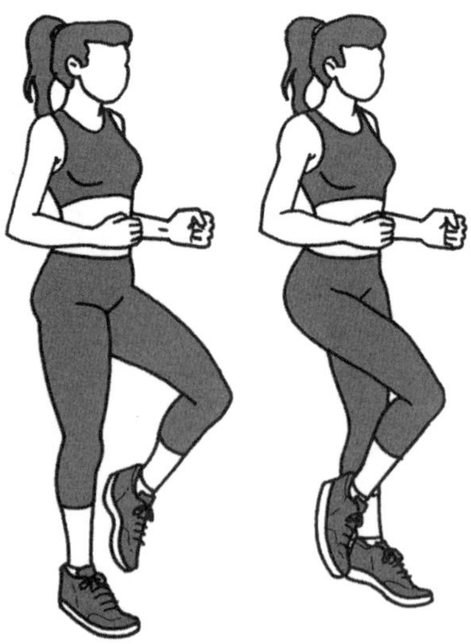

Agora descanse por 40 segundos. Aproveite para tomar um gole de água. Faça mais dois ciclos intensos, totalizando três ciclos no treino. Se você não conseguir fazer os exercícios até o final, descanse de 2 a 3 segundos, mas não desista! Vá até o fim.

Vamos para o desafio?

DESAFIO 1

O primeiro desafio do avançado é composto de três exercícios simples de 25 segundos cada, totalizando 75 segundos.

Siga sempre seu ritmo, respeite seu corpo.

1 *Agachamento elevando os braços com salto*

Faça por 25 segundos. Quanto mais rápido o movimento, melhor. Ele acelera a potencialização da redução de gordura, e é isso que vai elevar o metabolismo em repouso. E como você está no nível avançado, precisa saltar, não dá para fazer só agachamento.

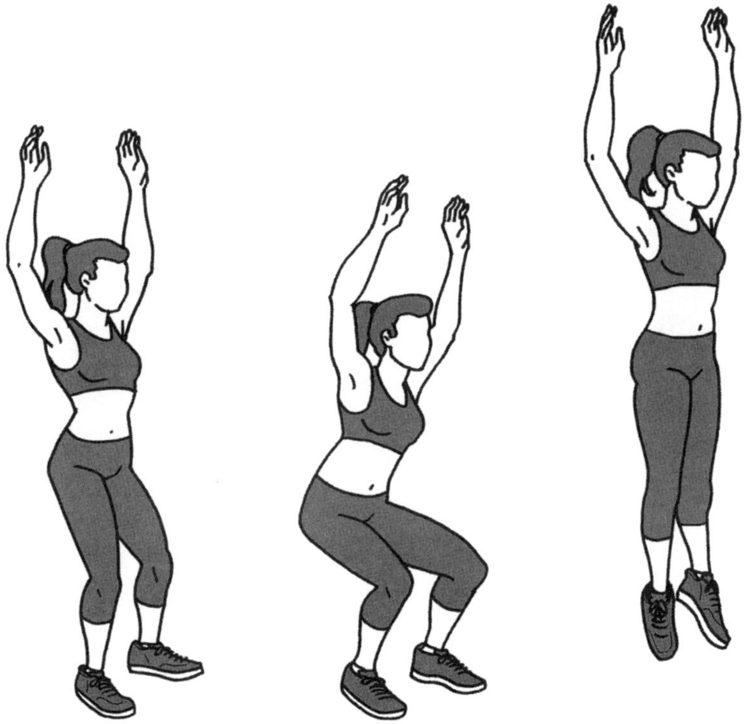

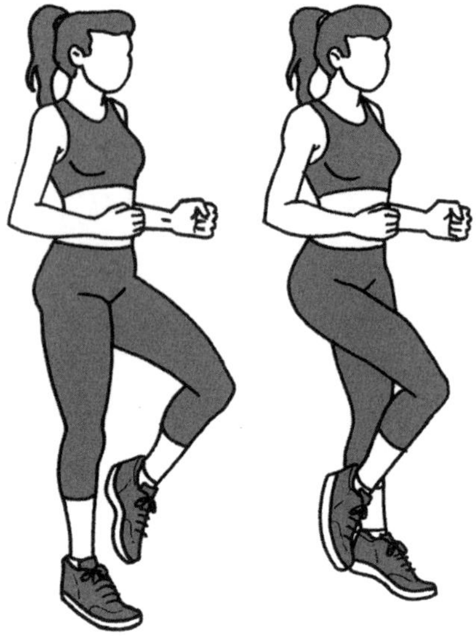

2 *Corrida parada*
Faça por 25 segundos, o mais depressa possível. Suba bem o joelho a um ângulo de 90 graus.

3 *Agachamento elevando os braços*
Faça por 25 segundos, o mais depressa que conseguir. Agache a 90 graus. Não se esqueça de jogar o quadril para trás para os joelhos não saírem da posição e não irem para a frente.

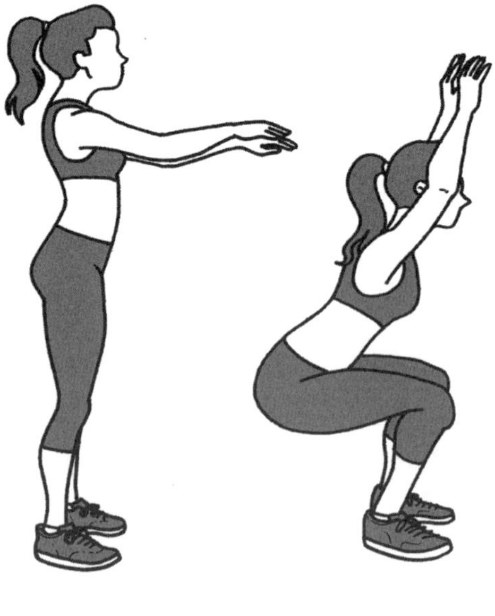

Avançado 2

Agora vamos ao ciclo da queima extreme 2. São oito exercícios simples, porém superintensos para derreter a gordura. Você vai gastar apenas 11min40s, mas será um desafio aguentar até o final.

1 Burpee *adaptado*

Faça por 40 segundos. Quando estiver com as pernas para trás, mantenha-as fechadas, ao jogá-las para a frente você as abre, como um sapinho, conforme mostra a ilustração. Concentre-se em fazer o movimento o mais depressa possível. Junte os pés atrás, e, quando vier para a frente, abra as pernas para além da largura do ombro. Contraia bem o abdômen, lembre-se de que isso é importante para sua coluna.

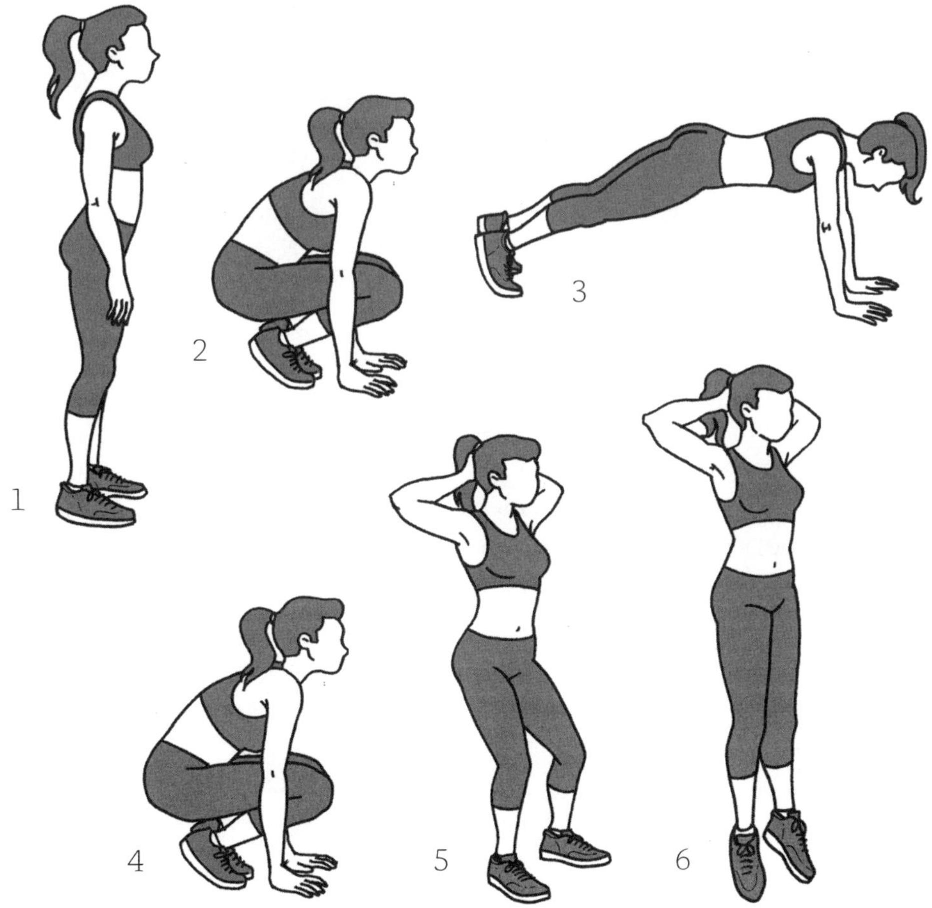

2 *Saltos unilaterais*

Faça por 40 segundos. Primeiro, com a perna direita na frente, abaixe bem e procure abrir bem as pernas, para não forçar os joelhos. Você vai alternar as pernas dentro do próprio ciclo. Esse exercício é ótimo para glúteos e coxas, para eliminar os culotes. Pode deixar os braços atrás da cabeça, como na ilustração, ou na cintura. Inspire quando descer e expire quando saltar.

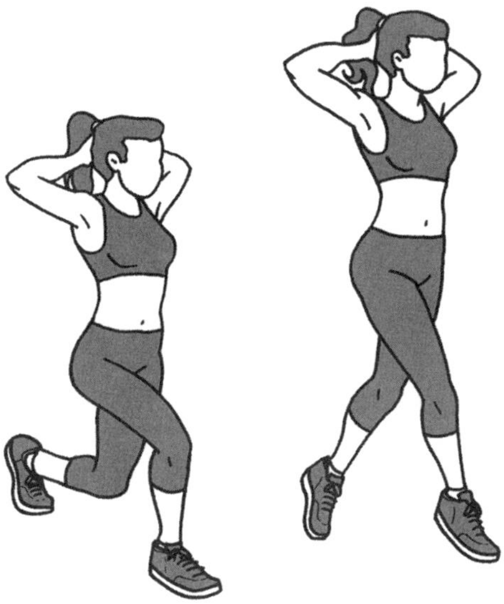

3 *Montanha alpinista*

Faça por 40 segundos. Desça para a posição de prancha e, com as mãos apoiadas no chão, simule uma corrida, elevando o quadril. Contraia bem o abdômen e acelere. Lembre-se de inspirar pelo nariz e expirar pela boca, pois é muito comum esquecer.

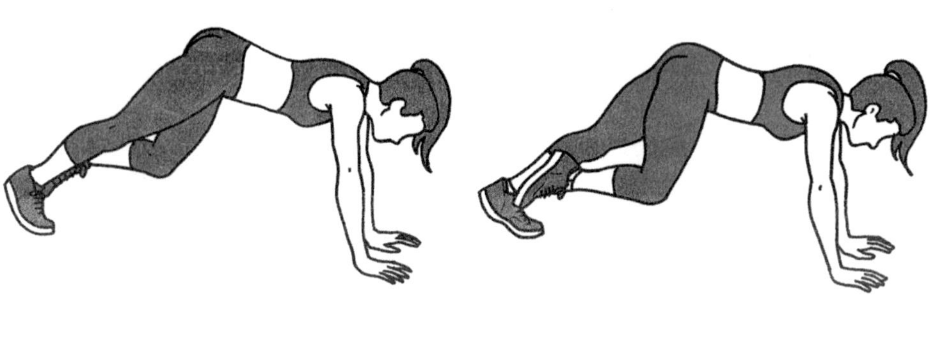

4 *Abdominal canivete*

Faça por 40 segundos. Deite-se e estenda bem as pernas e os braços lá em cima. Abra e feche o tronco como um canivete, fazendo as mãos encontrarem as pernas. Tome cuidado para não encostar o queixo no peito, ou você corre o risco de ter dor na cervical. Se cansar muito, flexione o joelho. Contraia sempre o abdômen.

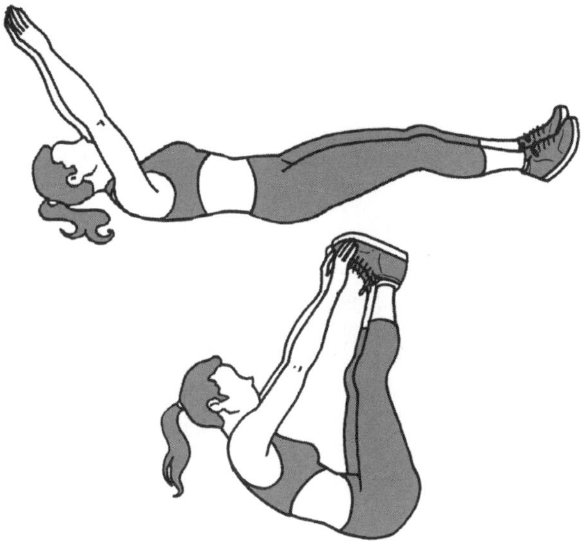

5 *Prancha batendo a mão esquerda no pé direito*

Faça por 40 segundos. Preste atenção na ilustração. O braço bate na perna contrária. Perna direita no braço esquerdo. Contraia muito o abdômen para manter o equilíbrio e não cair para o lado.

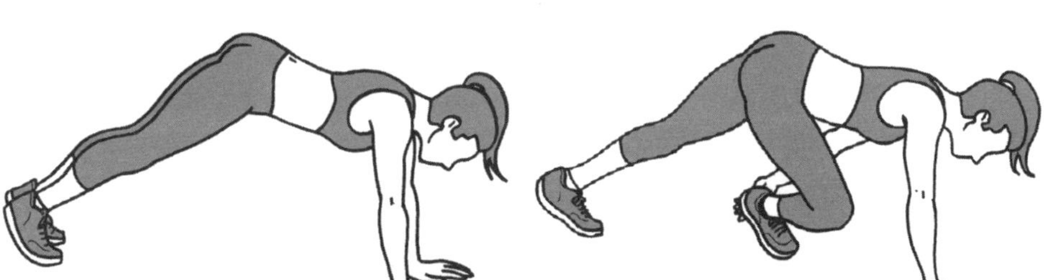

6 *Prancha batendo a mão direita no pé esquerdo*
Faça por 40 segundos. Agora, a mão direita bate no pé esquerdo. Contraia o abdômen.

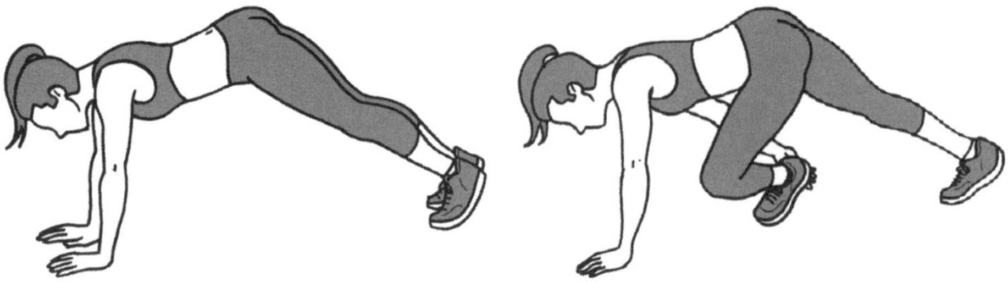

7 *Agachamento isométrico*
Faça por 40 segundos. Esse é um agachamento parado com as duas mãos estendidas para a frente. Fique a 90 graus, jogue o quadril para trás a fim de que os joelhos não fiquem muito para a frente.

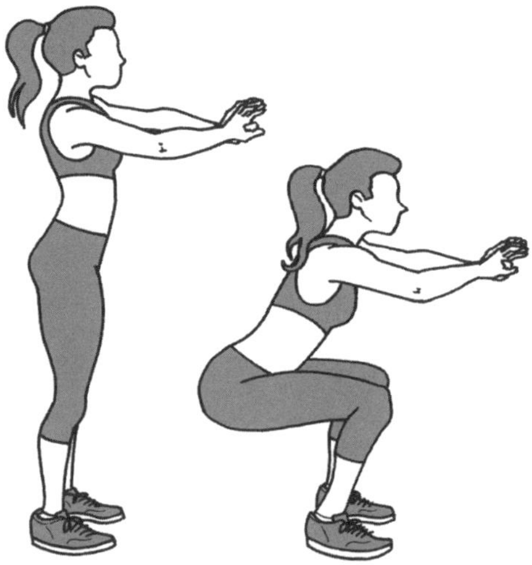

8 *Corrida parada*
Faça por 40 segundos, bem depressa, o máximo que conseguir. Force, pois é muito pouco tempo.

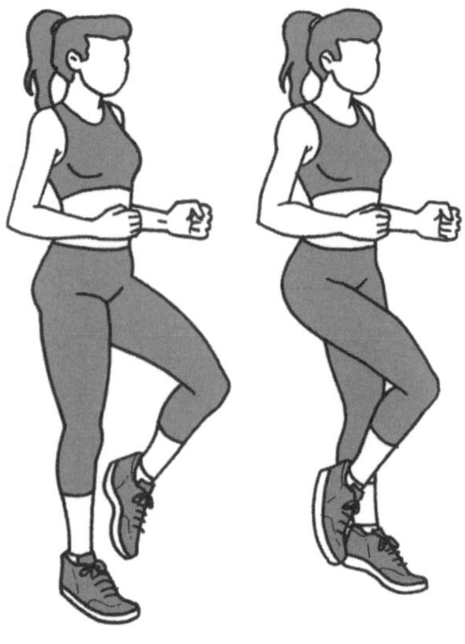

Agora, descanse 60 segundos, alongue e tome água. Quando faço essa sequência, também me canso! A cada ciclo você vai cansar ainda mais. Estou provando por A mais B que dá para obter uma hora de resultado em apenas 11 minutos, em apenas 5, ou até 2 minutos. Prefira não se sentar durante o descanso entre os ciclos, pois sua frequência cardíaca vai cair, assim como sua pressão. Faça mais uma vez e vamos ao desafio.

Terminados os dois ciclos, faça 5 minutos de descanso. E vá para o desafio, é hora de se despedir para sempre da gordura.

DESAFIO 2

O desafio 2 do extreme é composto de três exercícios para derreter, literalmente, a gordura. Está preparado? É só 1min45s. Isso vale para todos os desafios: siga seu ritmo.

1 *Agachamento elevando os braços com salto*
Faça por 35 segundos. Salte o mais alto que puder. Jogue o quadril para trás e salte.

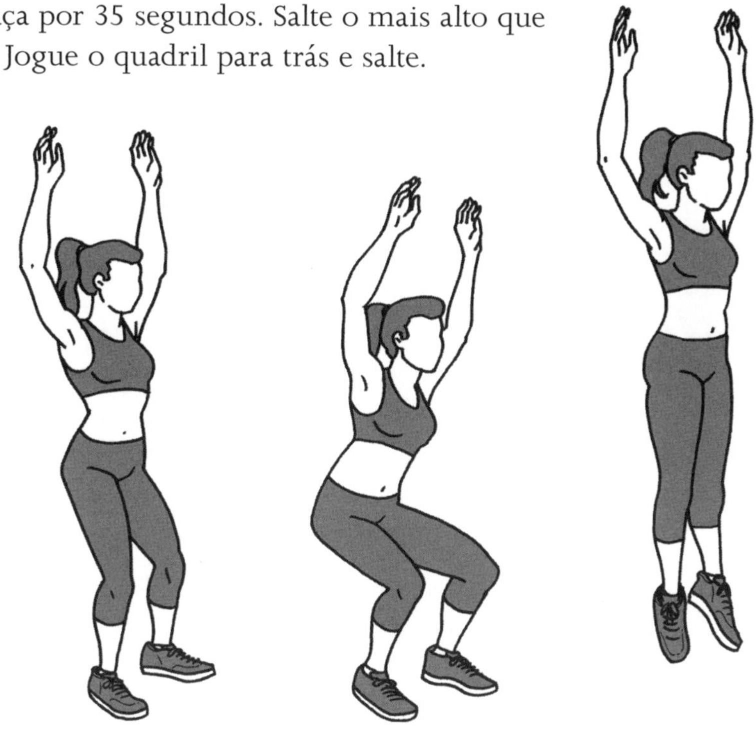

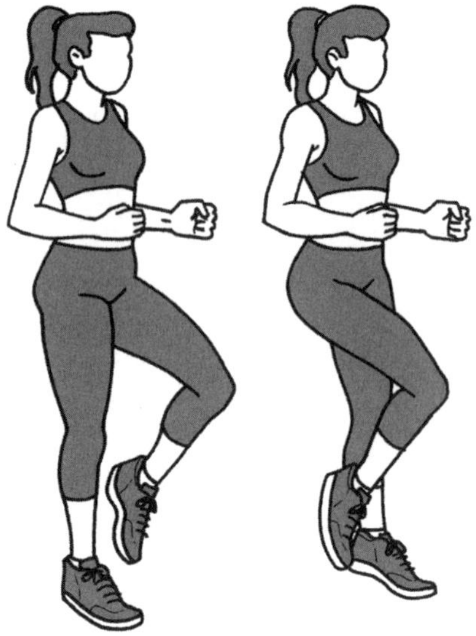

2 *Corrida parada*
Faça por 35 segundos, o mais aceleradamente que puder e com o joelho lá em cima, a 90 graus. Esse exercício precisa ser forte, intenso. Concentre-se ao máximo para ter resultado.

3 *Agachamento elevando os braços*
Faça por 35 segundos, o mais depressa possível. Não se esqueça de posicionar o quadril para trás para os joelhos não saírem da posição e não irem para a frente.

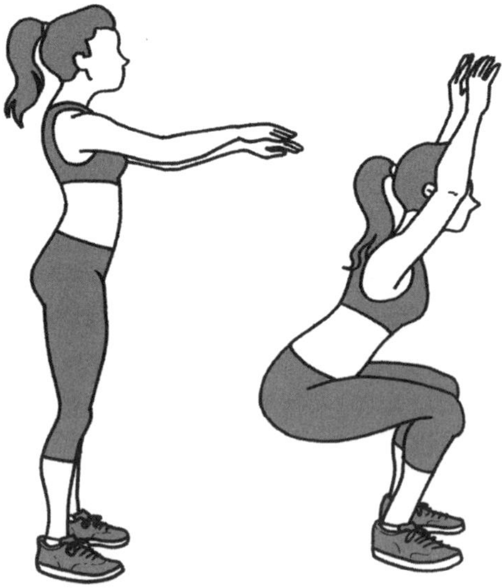

Parabéns para você que chegou até aqui! Só falta o último treino, a última semana.

Avançado 3

Bem-vindo ao ápice, o último treino, o ciclo da queima extreme.

Parabéns por ter chegado até aqui! Sempre me emociono quando um aluno consegue concluir as 8 semanas. Se você chegou até aqui, já é um campeão. Agora, eu o desafio a fazer o último treino, que vai derreter toda a gordura que restou. Está preparado?

1 *Salto batendo as mãos nas coxas*

Faça por 30 segundos. O mais depressa possível e elevando as pernas ao máximo. Sinta a gordura derreter e acelere.

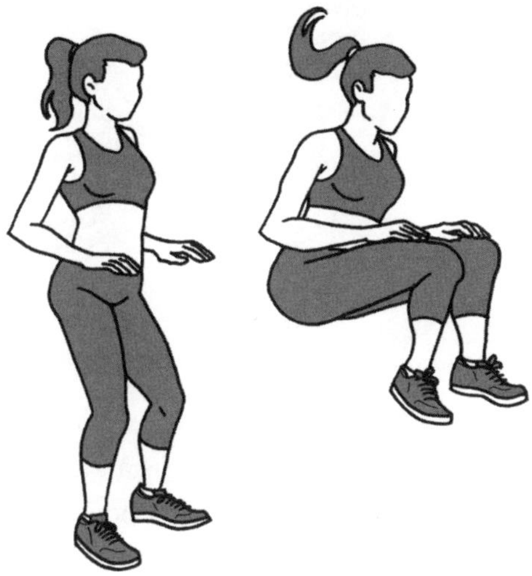

2 *Prancha com rotação do tronco*

Faça por 30 segundos. Na prancha, jogue um braço para cima de cada vez, fazendo o movimento para cima e para fora do eixo do corpo. Alterne os lados e faça o mais depressa possível. Inspire quando estiver parado e expire quando elevar o braço.

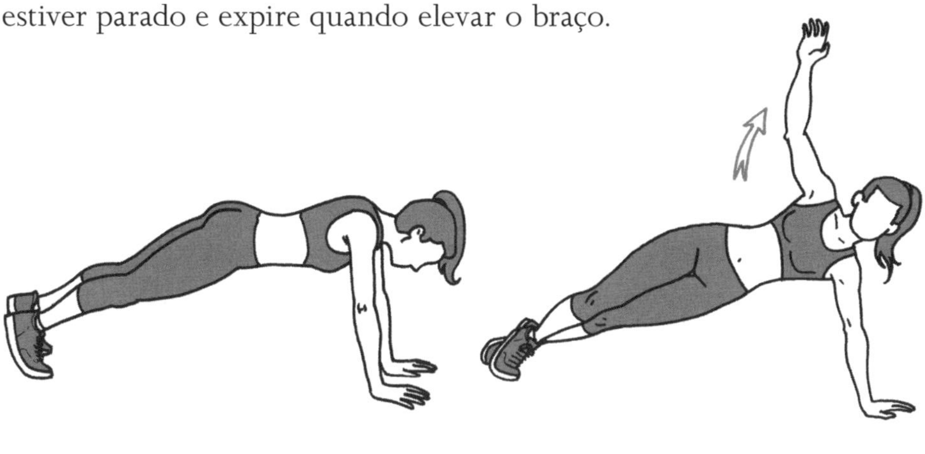

3 *Corrida horizontal simulada*

Faça por 30 segundos. Fique apoiado nas mãos e nos pés com a barriga para cima e o quadril elevado, sem encostá-lo no chão. Mantenha as mãos no solo e comece a mover as pernas o mais depressa que puder, imitando o movimento de corrida. Contraia bem o abdômen e os tríceps.

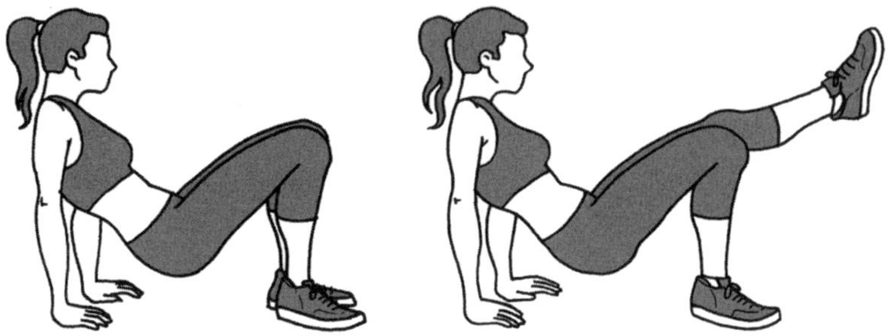

4 Burpee *adaptado*

Faça por 30 segundos. Cruze uma perna, depois a outra, vá para a frente com as mãos ainda no chão, depois se levante e pule. Faça o mais depressa possível! Você já chegou até aqui.

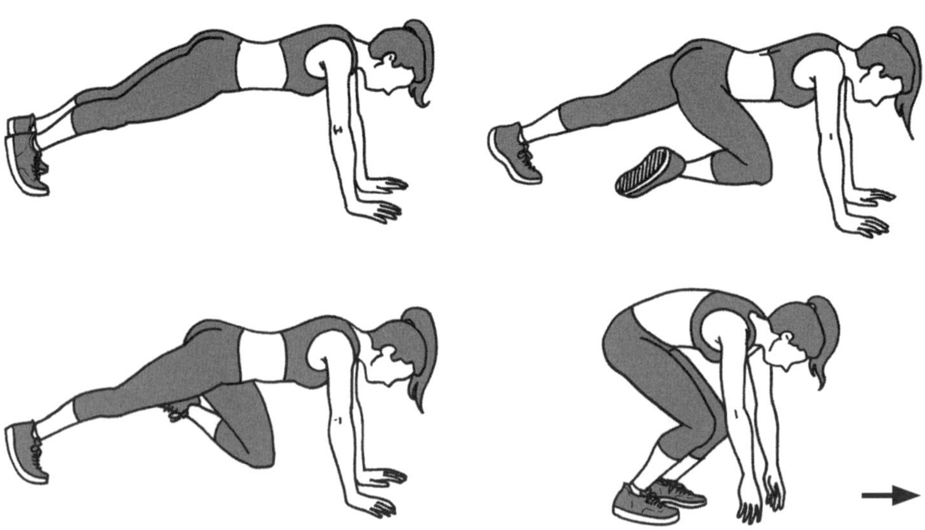

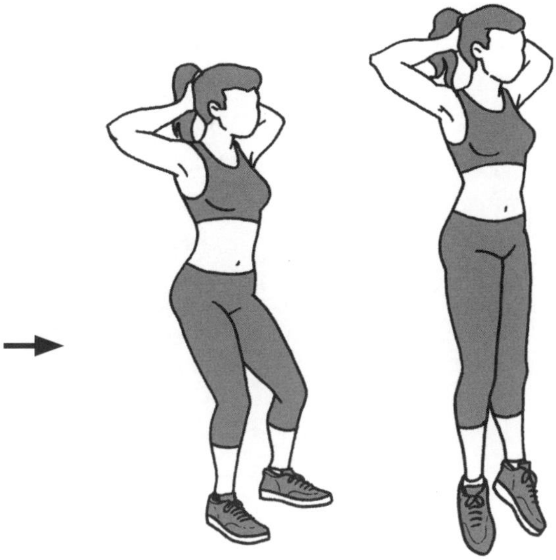

Agora você pode descansar e alongar por apenas 20 segundos, tome um gole de água rapidinho. Você vai fazer quatro ciclos dessa sequência, então faltam mais três, são 9 minutos apenas. E vamos para o desafio, o último do ciclo da queima extreme.

DESAFIO 3

Chegamos ao último desafio do ciclo da queima extreme. Ele vai durar 2min15s.

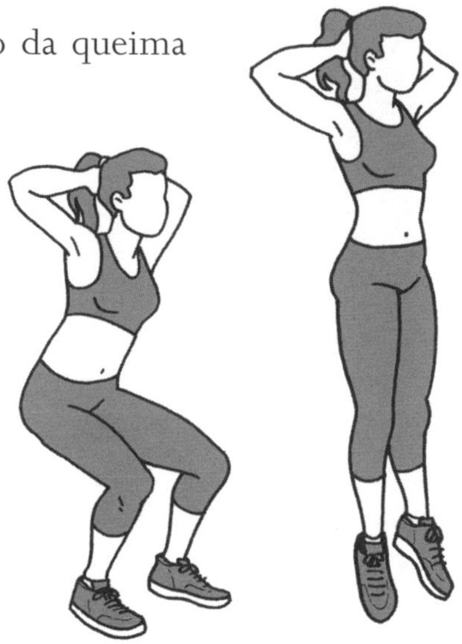

1 *Agachamento com salto na subida*

Faça por 45 segundos. Agache a 90 graus e suba pulando. Inspire pelo nariz e solte o ar pela boca ao subir. Lembre-se sempre de jogar o quadril para trás, para não forçar os joelhos.

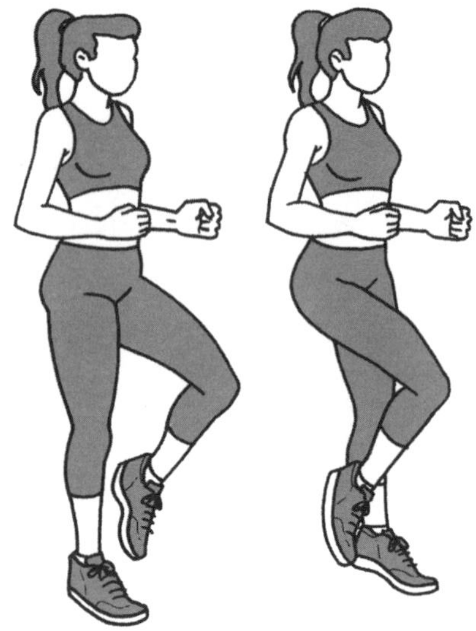

2 *Corrida parada*
Faça por 45 segundos. Suba o joelho a 90 graus.

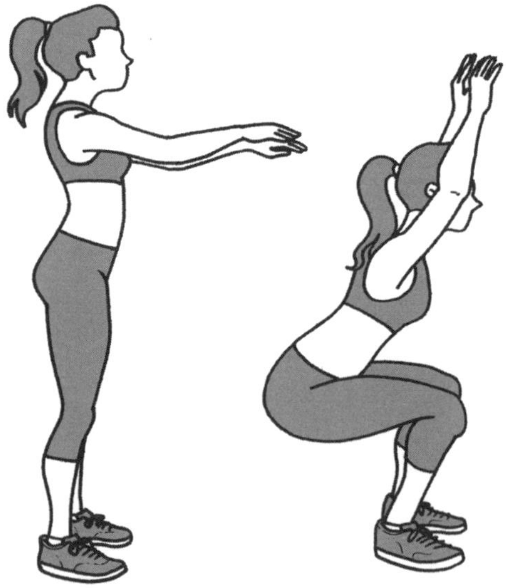

3 *Agachamento elevando os braços*
Faça por 45 segundos, sem saltar. Agache a 90 graus. Não se esqueça de jogar o quadril bem para trás, para os joelhos não saírem da posição.

Terminado esse desafio, e as 8 semanas, você pode se liberar para uma semana de descanso. Vou esperar um e-mail seu, com uma foto de “antes e depois” e um depoimento gravado em vídeo, pode ser por câmera, celular, o que for, mas quero ver o que isso fez na sua vida, qual foi o resultado. E assim nós vamos poder impactar o maior número de pessoas no Brasil.

Capítulo 11

Sua vida já mudou

Talvez você ainda não tenha percebido, mas neste ponto sua vida já mudou. E que destino maravilhoso o espera caso continue aceitando essa transformação que lhe foi oferecida. Aposto que, desde que pôs as mãos neste livro, já comentou com várias pessoas, mesmo que apenas para comprovar quão difícil é acreditar que quinze minutos de exercício por dia podem, sim, mudar sua vida. Você já parou na frente do espelho para imaginar como estaria se perdesse a gordura que o programa garante que você vai conseguir perder. Já se imaginou entrando numa calça jeans justa... e, claro, já se imaginou alvo de piadas, já se imaginou fracassando ou desistindo, como em outras tantas vezes.

Agora, pare de duvidar que sua vida vai mudar, pois ela já mudou. O processo já se iniciou pelas suas mãos e pela sua cabeça quando começou a folhear este livro. E ele depende de meu método, claro, mas também de sua crença em si mesmo.

Um de meus ídolos, o escritor e palestrante motivacional Anthony Robbins, uma vez disse: "Não há sucesso permanente sem compromisso". Todo processo de tomada de decisão que envolve mudança gera certo desconforto, pois o ser humano tende a cair na armadilha cotidiana, que muitas vezes abocanha a mente, o corpo e o espírito. Que armadilha é essa? É a famosa *zona de conforto*. Quando se está nela, a melhor estratégia é reformular os objetivos que você tem e dividi-los em metas curtas alcançáveis. E isso funciona para qualquer momento da vida, qualquer foco.

Agora, pense comigo: por que você trabalha? A resposta nesse caso é mais simples: para poder fazer o que você gosta, sustentar a família, alimentar-se, enfim... E por que você estuda? Para ter melhores chances na vida, melhor salário, ser reconhecido, aprofundar-se em um tema que o encanta. Então, faça esse exercício com seu corpo: por que você quer perder gordura/emagrecer e ficar atraente?

Você precisa encarar todo esse processo de mudança como um compromisso com seu corpo, isto é, imagine que todas as vezes que se exercita é como pagar o "imposto da barriga tanquinho", como cumprir aquele crédito na "faculdade da perna definida" ou, ainda, toda vez que você come um legume/verdura, está tirando aquela certificação para ser saudável e viver muito mais e muito melhor.

Sei que pagar impostos e cumprir créditos da faculdade pode não ser muito divertido, ainda mais quando já pagamos tantos impostos e estudamos tanto, mas, já que temos de pagar, por que não pagamos um imposto que realmente nos trará algum retorno? Veja que esses momentos são ritos de passagem para um status melhor, aquele no qual você se vê. Para se tornar a pessoa de seus sonhos.

Saiba quais são suas prioridades. Sua saúde, por exemplo, é uma prioridade. Sem saúde, nada mais vai acontecer; não tem trabalho e não há dinheiro que consigam preencher o vazio que a falta de saúde vai deixar. Entenda que quando você resolve fazer sua sequência do dia está focando uma prioridade; será rápido, porém muito intenso; vai exigir entrega, mas trará muitos resultados. E tudo o que vier a partir daí depende de seu comprometimento.

Temos a missão de transformar a vida de 1 milhão de pessoas, de tirar essa sombra do sobrepeso de cima da cabeça de todas elas. E esse "nós" somos eu e você! Eu quero você comigo. Chega de falta de autoestima, chega de vida pela metade, chega de se sentir abaixo das expectativas o tempo todo.

Chame mais alguém, tente fazer o programa Q48 com um parceiro, uma amiga, um colega, porque assim você sente que não está sozinho. Você sabe quem precisa também dessa mudança de vida, e a melhor coisa é ter com quem contar, poder olhar para o lado e encontrar um amigo na hora do desafio. Dê o livro para alguém, mostre os vídeos, mostre como essa mensagem está tocando sua vida. Comprometa-se em ser o mentor de alguém que quer passar pela mesma transformação e busque mentores onde puder: siga pessoas que admira no Instagram, reveja os depoimentos de quem conseguiu emagrecer, busque conselhos com algum amigo próximo.

E, para não perder o gás, concentre-se em alguns pontos. O primeiro deles é ter objetivos realistas, ciente de que você é capaz de coisas extraordinárias. Talvez na primeira semana você não chegue a perder um quilo, ou não veja diferença nas roupas, mas insista. Tenha objetivos que estejam de acordo com sua idade, seu condicionamento físico e o corpo que você tem hoje, e entenda que, sem desanimar, você pode, sim, alcançar o que imagina.

Use as histórias de sucesso a seu favor. Meu canal do YouTube está cheio delas, pois sei como é importante termos provas de que tudo é possível. Ninguém aqui acredita em milagres ou tem ilusões de emagrecer sem esforço. Os depoimentos estão no canal para você se reconhecer, encontrar pessoas como você, sua mãe, seus vizinhos, que conseguiram conquistar seus sonhos e hoje têm a vida que querem, usando as roupas que desejam e usufruindo do próprio corpo.

Perca totalmente o medo do ridículo. Durante a vida, passamos por tantos bullyings que vamos nos fechando e nos protegendo cada vez mais, por medo de que a exposição gere vergonha e humilhação. Não se engane: o medo de ser ridículo está sempre no caminho daquilo entre você e o que é extraordinário. No início você pode achar ridículo fazer *burpee* por 40 segundos e pode se tornar alvo de piadas entre seus familiares ou pessoas de casa. Contudo, é preciso ser muito forte e muito autêntico para ser ridículo em nome de seus sonhos. Ser ridículo tem a ver com o controle que você tem sobre si mesmo e sua vida, isso é uma questão sua e de mais ninguém.

Imagine quantas vezes fui chamado de louco, charlatão, ridículo por causa do método Q48, por não ter medo de ir para a internet fazer esse sistema chegar ao número máximo de pessoas. Não consigo contar quantas vezes fui alvo de críticas e piadas, pois para qualquer empreitada na vida existe a galera que é "do contra". E é para eles que eu dedico a atenção que a mídia vem dando ao Q48. Cada crítica e cada piada foram elas que me fizeram insistir mais em minha missão.

O Q48 já saiu na capa das revistas *Boa Forma*, *Men's Health* e *Women's Health* (as três mais importantes publicações de fitness no Brasil, e as duas últimas as maiores do mercado internacional). Ver o reconhecimento do Treinamento de Alta Intensidade em escala nacional como um método matador para perder peso não tem preço para mim. Posso ser chamado de ridículo ainda mais 1 milhão de vezes, vale muito a pena! E quero vê-lo no mesmo espírito.

Conheça Luciana Kinoshita, 30 anos e menos 8 kg de gordura

Luciana Kinoshita, uma das alunas do Q48, tem uma história que pode inspirá-lo muito. Ela foi magra quando criança, mas ao entrar na adolescência passou a ter muitas enxaquecas. Quando foi ao médico buscar ajuda, ele lhe indicou corticoides para diminuir as dores, e os remédios a fizeram engordar muito. Além disso, ela também ganhou peso quando começou a namorar e se tornou mais sedentária. Então, o ganho de peso saiu do controle e começou a incomodá-la. Em 2003, decidiu que precisava emagrecer e usou os métodos convencionais. Fazia musculação, de 40 minutos a 1 hora de exercício aeróbio e uma dieta rígida que lhe fazia passar fome. No período de 1 ano, com muito suor, conseguiu perder 20 quilos.

Parecia que tudo ia bem, até que, depois de formada em veterinária, passou para o período de residência, que é intenso e estressante. Nessa época, ela perdeu o foco no emagrecimento e na rotina pesada de exercícios físicos, e, já no primeiro ano, engordou 8 quilos novamente. Luciana me contou que sempre foi muito vaidosa, adorava se cuidar e quando emagreceu se tornou até modelo comercial, o que deixou sua autoestima lá em cima. Inclusive, deu entrevistas para diversas revistas, como a *Boa Forma*, para contar sua história de emagrecimento.

Ela não queria ser gordinha de novo e, quando perdeu a forma pela segunda vez, ficou bastante incomodada. Ela evitava ser fotografada, sentia-se mal com as roupas que não serviam e com o rosto redondo nas fotos. Ela já não se reconhecia mais. Além da estética, sentia falta da energia que tinha quando estava mais magra. Como trabalha com animais de grande porte, seu dia a dia é puxado, e ela precisava da força e da energia que havia perdido.

Seu momento de estalo ocorreu um dia, quando viu o Q48 no Facebook. Ela se sentiu atraída pela rapidez e pela simplicidade do método e notou que aqueles poucos minutos se encaixavam em sua rotina. Luciana conta que sentiu a energia da qual precisava ao ver os vídeos, ganhou o ânimo de que necessitava para treinar.

Então, ela começou a fazer os exercícios e passou a sentir as mudanças e evoluir no treino. Sem pressa, e também sem desistir, ficava cada vez mais feliz. Conseguiu perder 8 quilos entre 3 e 4 meses, e diz que nem contou com afinco o tempo que demorava para emagrecer, pois se sentia a dona absoluta de sua rotina de exercícios, o que a absolveu de estresse e preocupação com emagrecimento.

Luciana começou a ver o próprio emagrecimento, e mais do que isso: ficou mais tonificada, sentiu os braços e as pernas mais definidos e ganhou energia no dia a dia. E tudo isso sem dieta restritiva, comendo os alimentos de que gostava e sem contar calorias, diminuindo apenas a ingestão de carboidratos.

Depois de emagrecer os 8 quilos, ficou tão feliz que estimulou até o noivo a entrar no sistema Q48, e ele também conseguiu emagrecer e se sentir satisfeito. Ela destaca que tem uma vida muito corrida: mora em Campinas, trabalha em São Paulo, e não sobra tempo para quase nada. Assim, o Q48 lhe deu independência e liberdade. Hoje ela tem certeza de que nunca mais voltará a engordar, e essa tranquilidade não tem preço.

Mire-se no exemplo da Luciana[1] e, ao mesmo tempo em que deixa de se sentir ridículo por mudar de vida, tente se livrar de mais uma praga que interrompe o emagrecimento das pessoas: pare de se culpar por não ter feito isso antes. Não fique remoendo o que passou, não fale coisas horríveis para si mesmo na frente do espelho enquanto os resultados não aparecem. Tudo vai acontecer na hora certa.

Hoje você está pronto para pegar firme no Q48, para registrar seus resultados. Você encontrou um novo caminho – e, mais do que isso, é o próprio agente de mudança. Então não se culpe mais pela aparência da qual não gosta, do peso com o qual não concorda. Perdoe-se por não ter tentado isso antes. Você está tentando agora, tem um livro nas mãos, uma solução na cabeça. Agora é partir para o ataque.

E o mais importante: curta. Você verá quanto vai se divertir durante as sessões extenuantes do Q48. Em alguns momentos, achará engraçado tentar decorar as sequências, verá que cronometrar pode ser enlouquecedor (você pode usar o aplicativo gratuito Q48 para ajudá-lo), mas tudo isso vai levantar seu astral e, toda vez que sair para o banho após o treino, será com um sorriso no rosto. Então não se esqueça de curtir o caminho. Curta muito!

---

[1] Veja os incríveis resultados da Luciana em: <www.livroq48.com/luciana-kinoshita>.

Capítulo 12

O melhor ainda está por vir

Não vou dizer que chegou o momento de nos despedirmos, pois quero continuar em contato com você e receber seu depoimento e suas fotos de "antes e depois". E, principalmente, quero que você entre nos links que estão no final deste livro para receber o material bônus do Q48 e dar aquele gás no treino. Mais do que isso, quero ser testemunha de seu progresso. O Q48 é meu sonho para realizar o seu sonho de ser mais magro, mais saudável e atraente. E desejo que você não pare nunca de se exercitar, de buscar soluções inteligentes para seu corpo e sua vida, e de questionar dogmas e paradigmas que não lhe servem nem ajudam mais.

Minha história pessoal está intimamente ligada ao sistema Q48, e esse é um dos motivos para que essa missão seja tão importante para mim. Eu me formei em Educação Física em 2009, e, enquanto estudava, já sabia que mudar o corpo e a mente das pessoas era a minha grande paixão e vocação. Por esse motivo, quando a primeira oportunidade de estágio apareceu, não tive dúvidas, pedi demissão do emprego que tinha na época, uma posição fixa de carteira assinada, para ganhar exatamente um quinto daquele salário e perseguir meu sonho.

Essa foi apenas a primeira vez que me chamaram de louco, e veio justo da pessoa que mais respeito e admiro. Minha mãe, naquele momento, disse que eu era louco, que via mais futuro para mim em um emprego estável, como vendedor de loja – a carreira que eu estava abandonando – do que como personal trainer. Era difícil para ela entender minha escolha, e, para mim, era mais difícil ainda contrariá-la. Meu pai morreu quando eu tinha 4 anos, e ela sempre foi mãe, pai, amiga e meu maior apoio e porto seguro. Mesmo assim, meu sonho ainda era maior, eu tinha uma certeza sólida de que ainda ajudaria as pessoas e pesquisaria o funcionamento do corpo, o metabolismo e a ciência dos exercícios físicos, o que me motivava mais do que qualquer outra coisa.

Com um pouco de sorte, mas muito mais trabalho também, logo consegui trabalhar em outras academias e, por fim, abri a minha em 2010. Comecei o negócio com apenas 12 alunos, e depois de apenas dois anos, eu já tinha 150 alunos matriculados. O dinheiro começou a vir, mas eu trabalhava mais de 12 horas por dia e não estava feliz.

Eu me perguntava o tempo todo se estava mesmo vivendo meu sonho, pois não conseguia estudar mais, não evoluía. Era muito trabalho, e 150 alunos era pouco para o nível de dedicação que eu entregava ao meu sonho. Eu não tinha tempo nem para treinar, olha a ironia!

O primeiro treino de minha academia era sempre às 6 horas da manhã, e eu dormia quatro horas por noite para ser o primeiro a chegar e o último a sair. Ou seja, em busca desse ideal, eu vivia contra tudo aquilo em que acreditava, e a minha saúde estava indo embora. Eu queria mais do que isso, mais qualidade de vida, e mais tempo para viver melhor e poder estudar.

E foi assim que comecei a pesquisar mais sobre o mercado de internet, quando percebi que ali poderia ter muito, mas muito mais que 150 alunos, e impactar efetivamente a vida de milhares de pessoas. Foi então que comecei a entender quanto o Q48 poderia mudar a vida de tanta gente acima do peso e com a autoestima e a esperança em baixa. Pessoas que tinham preguiça de fazer exercício e se sentiam mal por isso, pessoas que não tinham tempo para cuidar do corpo porque tinham filhos e um trabalho exigente, ou até mais de um emprego. Eu via o ritmo e as razões das desistências na academia todos os dias.

Em 2013, ocorreu meu primeiro lançamento do sistema na internet. Lancei um e-book de 60 páginas e em 25 dias ele tinha se tornado o mais vendido do Brasil, em emagrecimento. E os depoimentos das pessoas não paravam de chegar e sempre me emocionavam. Aquele, sim, era o sonho. A taxa de desistência era quase nula, e o sucesso das pessoas era um combustível para que eu continuasse tocando meu negócio completamente sozinho.

Pessoas de todos os cantos do Brasil, e até de fora, entravam em contato comigo para agradecer por tudo o que haviam conseguido. Felizes e orgulhosas, finalmente, com a mudança de vida que sempre sonharam e com o corpo que lhes proporcionava prazer e novas experiências.

Com o sucesso do início, consegui investir mais em pesquisa, em uma produção que fosse espetacular para meus vídeos, em mais material para a comunidade do Q48. E tudo isso nos trouxe até aqui: o livro que vai mudar sua vida, que surgiu a partir do sistema que mudou a minha.

Meu desejo é que, como eu, você nunca se contente. Busque mais, queira sempre objetivos melhores, maiores e mais grandiosos. A partir do momento em que eu descobri que minha mensagem poderia salvar vidas, decidi levar como missão pessoal a tentativa de erradicar a obesidade do meu país.

Desejo que você perceba as primeiras mudanças em seu corpo com o Q48 e que o programa traga mais um empurrão para revoluções em sua vida, para que você se torne mais saudável, mais ativo, coma melhor e se envolva de corpo e alma com seus sonhos.

Minha missão é transformar a vida de 1 milhão de pessoas até 2019. Você está comigo?

Para ajudá-lo, preparei um bônus de palestras para motivação. Acesse:

www.livroq48.com/bonus

Obrigado por fazer parte disso,

Vinícius Possebon

Bibliografia

ADDIS, T., DRURY, D. R. The rate of urea excretion. VII. The effect of various other factors than blood urea concentration on the rate of urea excretion. *J Biol Chem*, vol. 55, n. 4, 1923, p. 629-638.

AKIMOTO, T. et al. Exercise stimulates Pgc-1alpha transcription in skeletal muscle through activation of the p38 MAPK pathway. *J Biol Chem*, vol. 280, 2005, p. 19587-19593.

ALKAHTANI, S. A. et al. Interval training intensity affects energy intake compensation in obese men. *Int J Sport Nutr Exerc Metab*, vol. 24, n. 6, dez. 2014, p. 595-560.

BAHR, R. Excess postexercise oxygen consumption magnitude, mechanisms, and practical implications. *Acta Physiol Scand*, vol. 144, supl. 605, 1992, p. 1-70.

BALLOR, D. L.; McCARTHY, J. P.; WILTERDINK, E. J. Exercise intensity does not affect the composition of diet and exercise induced boody mass loss. *Am J Clin Nutr*, n. 51, 1991, p. 142-146.

BOOTH, F. W.; THOMASON, D. B. Molecular and cellular adaptation of muscle in response to exercise: perspectives of various models. *Physiol Rev*, n. 71, 1991, p. 541-585.

BRUNDIN, T., WAHREN, J. Influence of protein ingestion on human splanchnic and whole--body oxygen consumption, blood flow, and blood temperature. *Metabolism*, vol. 43, n. 5, mai. 1994, p. 626-632.

BRYNER, R. W. et al. Effects of resistance vs. aerobic training combined with an 800-calorie liquid diet on lean body mass and resting metabolic rate. *J Am Col Nutr*, vol. 18, n. 2, 1999, p. 115-121.

BRYSON, J. M. et al. Changes in glucose and lipid metabolism following weight loss produced by a very low calorie diet in obese subjects. *Int J Obes*, n. 20, 1996, p. 338-345.

BURGOMASTER, K. A. et al. Similar metabolic adaptations during exercise after low volume sprint interval and traditional endurance training in humans. *J Physiol*, n. 586.1, 2008, p. 151-160.

BURGOMASTER, K. A. et al. Six sessions of sprint interval training increases muscle oxidative potential and cycle endurance capacity in humans. *J Appl Physiol*, n. 98, 2005, p. 1985-1990.

BURGOMASTER, K. A.; HEIGENHAUSER, G. J . F.; GIBALA, M. J. Effect of short-term sprint interval training on human skeletal muscle carbohydrate metabolism during exercise and time-trial performance. *J Appl Physiol*, n. 100, 2006, p. 2041-2047.

CALDERON, J. L., ZADSHIR, A., NORRIS, K. A survey of kidney disease and risk-factor information on the World Wide Web. *Med Gen Med*, vol. 6, n. 4, 2004, p. 3.

CAMPBELL, T. M. Masai and Inuit high-protein diets: a closer look, jul. 2015.

CARLING, D. The AMP-activated protein kinase cascade – a unifying system for energy control. *Trends Biochem Sci*, n. 29, 2004, p. 18-23.

CHEN, Z. et al. Signaling in contracting human skeletal muscle: acetyl-CoA carboxylase and NO synthase phosphorylation. *Am J Physiol Endocrinol Metab*, n. 279, 2000, p. E1202-E1206.

CHIN, E. R. et al. A calcineurindependen transcriptional pathway controls skeletal muscle fiber type. *Genes Dev*, n. 12, 1998, p. 2499-2509.

COFFEY, V.G. et al. Early signaling responses to divergente exercise stimuli in skeletal muscle from well-trained humans. *FASEB J*, n. 20, 2006, p. 190-192.

CONRAD, K. P. Mechanisms of renal vasodilation and hyper filtration during pregnancy. *J Soc Gynecol Investig*, vol. 11, n. 7, 2004, p. 438-448.

COOK, B. Fat can rebound but muscle doesn't bounce, 2013.

DENGEL, D. R. et al. Effects of weight loss by diet alone or combined with aerobic exercise on body composition in older obese men. *Metabolism*, vol. 43, n. 7, 1994, p. 867-871.

DESPRE, S. J. P. Visceral obesity, insulin resistance, and dyslipidemia: contribution of endurance exercise training to the treatment of the plurimetabolic syndrome. *Exerc Sport Sci Rev*, n. 25, 1997, p. 271-300.

DOLEZAL, B. A. et al. Muscle damage and resting metabolic rate after acute resistance exercise with an eccentric overload. *Med Sci Sports Exerc*, vol. 27, 2000, p. 1202-1207.

DONNELLY, J. E. et al. Effects of a 16-month randomized controlled exercise trial on body weight and composition in young, overweight men and women: the Midwest Exercise Trial. *Arch Intern Med*, n. 163, 2003, p. 1343-350.

DUNIGG, C. *O poder do hábito*. Rio de Janeiro: Objetiva, 2012.

FERRISS, T. *4 horas para o corpo*. Rio de Janeiro: Sextante, 2012.

FORMIGA, Isabella. Excesso de peso atinge 52,5% dos brasileiros, segundo pesquisa Vigitel. G1, 15 abr. 2015. Disponível em: <http://g1.globo.com/bemestar/noticia/2015/ 04/excesso-de-peso-atinge-525-dos-brasileiros-segundo-pesquisa-vigitel.html>. Acesso em: ago. 2015.

GIBALA, M. J. et al. Short-term sprint interval versus traditional endurance training: similar initial adaptations in human skeletal muscle and exercise performance. *J Physiol*, n. 575, 2006, p. 901-911.

GIBALA, M. J.; MCGEE, S. L. Metabolic Adaptations to Short-term High-Intensity Interval Training: A Little Pain for a Lot of Gain? *Exerc Sport Sci Rev*, vol. 36, n. 2, 2008, p. 58Y63.

GILLUM R. F.; MUSSOLINO, M. E.; MADANS, J. H. Body fat distribution and hypertension incidence in women and men. The NHANES I Epidemiologic Follow-up Study. *Int J Obes Realt Metab Disord*, vol. 22, n. 2, 1998, p. 127-134.

GIST, N. H.; FREESE, E. C.; CURETON, K. J. Comparison of responses to two high-intensity intermittent exercise protocols. *J Strength Cond Res*, vol. 28, n. 11, nov. 2014, p. 3033-4028.

GOODPASTER, B. H. et al. Subcutaneous abdominal fat and thigh muscle composition predict insulin sensitivity independently of visceral fat. *Diabetes*, n. 46, 1997, p. 1579-1585.

GUNNARS, Kris. 11 Graphs that show everything that is wrong with the modern diet. Authority Nutrition. Disponível em: <http://authoritynutrition.com/11-graphs-that-showwhat-is--wrong-with-modern-diet>.

GUYENET, S. The American diet: a historical perspective, fev. 2012.

HANSEN, D. et al. The effects of exercise training on fatmass loss in obese patients during energy intake restriction. *Sports Medicine*, Auckland, vol. 37, 2007, p. 31-46.

HACKNEY, K. J.; ENGELS, H. J.; GRETEBECK, R. J. Resting energy expenditure and delayed-onset muscle soreness after full-body resistance training with an eccentric concentration. *J Strength Cond Res*, vol. 22, n. 5, set. 2008, p. 1602-1609.

HARDMAN, A. E. et al. Brisk walking improve endurance fitness without change in body fatness in previously sedentary women. *Eur J Appl Physiol*, n. 65, 1992, p. 354-359.

HOLLOSZY, J. O. Adaptation of skeletal muscle to endurance exercise. *Med Sci Sports Exerc*, n 7, 1975, p. 155-164.

JASMIN, K. M. et al. Extremely low-volume, high-intensity interval training improves exercise capacity and increases mitochondrial protein content in human skeletal muscle. *Open Journal of Molecular and Integrative Physiology*, n. 3, 2013, p. 202-210.

JOHNSTON, C. S., DAY C. S., SWAN, P. D. Postprandial thermogenesis is increased 100% on a high-protein, low-fat diet versus a high-carbohydrate, low-fat diet in healthy, young women. *J Am Coll Nutr*, vol. 21, n. 1, fev. 2002, p. 55-61.

JOLLIFFE, N., SMITH, H. W. The excretion of urine in the dog: the urea and creatinine clearance on a cracker meal diet. *Am J Physiol*, vol. 98, n. 4, 1931, p. 572-577.

KARST, H. et al. Diet-induced thermogenesis in man: thermic effects of single proteins, carbohydrates and fats depending on their energy amount. *Ann Nutr Metab*, vol. 28, 1984, p. 245-252.

KASISKE, B. L. et al. A meta-analysis of the effects of dietary protein restriction on the rate of decline in renal function. *Am J Kidney Dis*, vol. 31, n. 95461, 1998.

KAVANAGH, T. at al. Prediction of long-term prognosis in 12 169 men referred for cardiac rehabilitation. *Circulation*, n. 106, 2002, p. 666-671.

KEMI, O. J. et al. Moderate vs. high exercise intensity: Differential effects on aerobic fitness, cardiomyocyte contractility, and endothelial function. *Cardiovasc Res*, vol. 67, n. 1, 2005, p. 161-172.

KIENS, B. Effect of endurance training on fatty acid metabolism: local adaptations. *Med Sci Sports Exerc*, vol. 29, 1997, p. 640-645.

KLIKA, B. et al. High-intensity circuit training using body weight: maximum results with minimal investment. *ACSM'S Health & Fitness Journal*, vol. 17, n. 3, mai./jun. 2013, p. 8-13.

KNIGHT, E. L. et al. The impact of protein intake on renal function decline in women with normal renal function or mild renal insufficiency. *Ann Intern Med*, vol. 138, 2003, p. 460-467.

KRAMER, H. F.; GOODYEAR, L. J. Exercise, MAPK, and NF-B signaling in skeletal muscle. *J Appl Physiol*, vol. 103, 2007, p. 388-395.

LAFORGIA, J. et al. Comparison of energy expenditure elevations after submaximal and supramaximal running. *J Appl Physiol*, vol. 82, n. 2, fev. 1997, p. 661-666.

LAYE, M. J., THYFAULT, J. P., STUMO, C. S., e BOOTH, F. W. Inactivity induces increases in abdominal fat. *J Appl Physiol*, vol. 102, n. 4, p. 1341-1347.

LEE, I. M. et al. Relative intensity of physical activity and risk of coronary heart disease. *Circulation*, vol. 107, n. 8, mar. 2003, p. 1110-1116.

LEVINE, J. A. Nonexercise activity thermogenesis (NEAT): environment and biology. *Am J Physiol Endocrinol Metab*, vol. 286, n. 5, maio 2004, p. E675-E685.

LOUFRANI, L. et al. Stretch induces mitogen-activated protein kinase activation and myogenic tone through 2 distinct pathways. *Arterioscler, Thromb Vasc Biol*, vol. 19, 1999, p. 2878-2883.

MACDOUGALL, J. D. et al. Muscle performance and enzymatic adaptations to sprint interval training. *J Appl Physiol*, vol. 84, 1998, p. 2138-2142.

MARQUES, Camila Garcia. O que é quociente respiratório? Nutritotal, 31 jan. 2006. Disponível em: <http://www.nutritotal.com.br/perguntas/?acao=bu&categoria=23 &id=345>.

McARDLE, W. D. et al. *Nutrição, controle de peso e exercício*. 3. ed. Rio de Janeiro: Medsi, 1990.

McRAE, G. et al. Extremely low volume, whole-body aerobic-resistance training improves aerobic fitness and muscular endurance in females. *Appl Physiol Nutr Metab*, vol. 37, n. 6, dez. 2012, p. 1124-1131.

MARRA, C. et al. Effect of moderate and high intensity aerobic exercise on the body composition of overweight men. *J List Int J Prev Med*, vol. 4, supl. 1, abr. 2013.

MARTIN, C. K. et al. Exercise dose and quality of life: a randomized controlled Trial. *Arch Intern Med*, vol. 169, n. 3, 2009, p. 269-278.

MECKLING, K. A., SHERFEY, R. A randomized trial of a hypocaloric high-protein diet, with and without exercise, on weight loss, fitness, and markers of the Metabolic Syndrome in overweight and obese women. *Appl Physiol Nutr Metab*, vol. 32, n. 4, ago. 2007, p. 743-752.

MYERS, J. et al. Exercise capacity and mortality among men referred for exercise testing. *N Engl J Med*, vol. 346, 2002, p. 793-801.

NASSAU, F., DE PAULA, V. Musculação: intensidade, volume e frequência: como treinar de modo inteligente. Disponível em <www.trustsports.com.br>. Acesso em: out. 2015.

NORDMANN, A. J. et al. Effects of low-carbohydrate vs low-fat diets on weight loss and cardiovascular risk factors a meta-analysis of randomized controlled trials. *Arch Intern Med*, vol. 166, n. 3, 2006, p. 285-293.

PAIVA, A. C., ALFENAS, C. G. R., BRESSAN, J. Efeitos da alta ingestão de proteínas no metabolismo. *Rev Bras Nutr Clin*, vol. 22, n. 1, 2007, p. 83-8.

POORTMANS, J. R., DELLALIEUX, O. Do regular high-protein diets have potential health risks on kidney function in athletes? *Int J Sports Nutr*, vol. 10, 2000, p. 28-38.

POPKIN, B. M.; DOAK, C. M. The obesity epidemic is a worldwide phenomenon. *Nutr ver*, vol. 56, 1998, p. 106-114.

RICHTER, E. A., KIENS, B. Utilization of skeletal muscle triacylglycerol during postexercise recovery in humans. *Am J Physiol Endocrinol Metab*, vol. 275, n. 2, ago. 1998, p. E332-E337.

ROGNOMO, O. et al. High intensity aerobic interval exercise is superior to moderate intensity exercise for increasing aerobic capacity in patients with coronary artery disease. *Eur J Cardiovasc Prev Rehabil*, vol. 11, 2004, p. 216-222.

ROSS, R.; DAGNONE, D.; JONES, P. J. et al. Reduction in obesity and related comorbid conditions after diet-induced weight loss or exercise-induced weight loss in men: a randomized, controlled trial. *Ann Intern Med*, vol. 133, 2000, p. 92-103.

RUSSELL, A. P. et al. Regulation of metabolic transcriptional co-activators and transcription factores with acute exercise. *FASEB J*, vol. 19, 2005, p. 986-988.

RYAN, A. S. et al. Resistive training increases insulin action in postmenopausal women. *J Gerontol*, vol. 51, n. 5, 1996, p. M199-M205.

SCHUENKE, M. D., MIKA, R. P., McBRIDE, J. M. Effect of an acute period of resistance exercise on excess post-exercise oxygen consumption: implications for body mass management. *Eur J Appl Physiol*, vol. 86, n. 5, mar. 2002.

SIMONEAU, J. A. et al. Effects of two high-intensity intermittent training programs interspaced by detraining on human skeletal muscle and performance. *Eur J Appl Physiol*, vol. 56, 1987, p. 516-521.

SOUCY, J., LEBLANC, J. Protein meals and postprandial thermogenesis. *Physiol Behav*, vol. 65, 1999, p. 705-709.

SPEAKMAN, J. R.; SELMAN, C. Physical activity and resting metabolic rate. *Proceedings of the Nutrition Society*, vol. 62, 2003, p. 621-634.

STEPHENS, T. J. et al. Progressive increase in human skeletal muscle AMPK_2 activity and ACC phosphorylation during exercise. *Am J Physiol Endocrinol Metab*, vol. 282, 2001, p. E688-E694.

STEPTO, N. K. et al. Metabolic demands of intense aerobic interval training in competitive cyclists. *Med Sci Sports Exerc*, vol. 33, 2001, p. 303-310.

SUNAMI, Y.; MOTOYAMA, M.; KINOSHITA, F. et al. Effects of low-intensity aerobic training on the high-density lipoprotein cholesterol concentration in healthy elderly subjects. *Metabolism*, vol. 48, 1998, p. 984-988.

SUNDBERG, C. J. Exercise and training during graded leg ischaemia in healthy man with special reference to effects on skeletal muscle. *Acta Physiol Scand*, vol. 615, 1994, p. 1-50.

TABATA, I. Metabolic profile of high intensity intermittent exercises. *Medicine & Science in Sports & Exercise*, mar. 1997.

TALANIAN, J. L. et al. Two weeks of high-intensity aerobic interval training increases the capacity for fat oxidation during exercise in women. *J Appl Physiol*, vol. 102, 2007, p. 1439-1447.

TANASESCU, M. et al. Exercise type and intensity in relation to coronary heart disease in men. *JAMA*, vol. 288, 2002, p. 1994-2000.

TAPPY, L. Thermic effect of food and sympathetic nervous system activity in humans. *Reprod Nutr Dev*, vol. 36, 1996, p. 391-397.

TATE, D. F. et al. Long-term weight losses associated with prescription of higher physical activity goals. Are higher levels of physical activity protective against weight regain? *Am J Clin Nutr*, vol. 85, 2007, p. 954-959.

TJONNA, A. E. et al. Aerobic interval training *versus* continuous moderate exercise as a treatment for the metabolic syndrome: a pilot study. *Circulation*, vol. 118, n. 4, jul. 2008, p. 346-354.

TRAPP, E. G. et al. The effects of high-intensity intermittent exercise training on fat loss and fasting insulin levels of young women. *Int J Obes (Lond)*, vol. 32, n. 4, abr. 2008, p. 684-691.

TREMBLAY, A.; DESPRE, S. J.; LEBLANC, C. et al. Effect of intensity of physical activity on body fatness and fat distribution. *Am J Clin Nutr*, vol. 51, 1990, p. 153-157.

VAN AGGEL-LEIJSSEN, D. P. et al. Short-term effects of weight loss with or without low-intensity exercise training on fat metabolism in obese men. *Am J Clin Nutr*, vol. 73, 2001, p. 523-531.

VANDER WAL, J. S. et al. Short-term effect of eggs on satiety in overweight and obese subject. *J Am Col Nutr*, vol. 24, n. 6, 2005, p. 510-515.

VAVVAS, D. et al. Contraction-induced changes in acetyl-CoA carboxylase and 59 AMP-activated kinase in skeletal muscle. *J Biol Chem*, vol. 272, 1997, p. 13255-13261.

VIGILANT, L. et al. African populations and the evolution of human mitochondrial DNA. *Science*, vol. 253, 1991, p. 1503-1507.

YOSHIOKA, M. et al. Impact of high-intensity exercise on energy expenditure, lipid oxidation and body fatness. *Int J Obes*, vol. 25, 2001, p. 332-339.

WALSER, M. Effects of protein intake on renal function and on the development of renal disease. In: *The role of protein and amino acids in sustaining and enhancing performance*. Committee on Military Nutrition Research, Institute of Medicine. Washington, DC, National Academies Press, 1999, p. 137-154.

WARBURTON, D. E. R. et al. Effectiveness of High-Intensity Interval Training for the Rehabilitation of Patients With Coronary Artery Disease. *Am J Cardiol*, vol. 95, n. 1, maio 2005, p. 1080-1084.

WILLIAMS, N. G.; ZHONG, H.; MINNEMAN, K. P. Differential coupling of a1-, a2- and badrenergic receptors to mitogen activated protein kinase pathways and differentiation in transfected PC12 cells. *J Biol Chem*, vol. 273, 1998, p. 24624-24632.

WINDER, W. W.; HARDIE, D. G. Inactivation of acetyl-CoA carboxylase and activation of AMP-activated protein kinase in muscle during exercise. *Am J Physiol Endocrinol Metab*, vol. 270, 1996, p. E299-E304.

WISLOFF, U. et al. A single weekly bout of exercise may reduce cardiovascular mortality: how little pain for cardiac gain? "The HUNT study, Norway." *Eur J Cardiovasc Prev Rehabil*, vol. 13, 2006, p. 798-804.

____________. Superior Cardiovascular Effect of Aerobic Interval Training *Versus* Moderate Continuous Training in Heart Failure Patients A Randomized Study. *Circulation*, vol. 115, 2007, p. 3086-3094.

WISLOFF, U. K.; ELLINGSEN, O; KEMI, O. J. High-intensity interval training to maximize cardiac benefits of exercise training? *Exerc Sport Sci Rev*, vol. 37, n. 3, 2009, p. 139-146.

Este livro foi impresso pela
Assahí Gráfica em papel *offset* 90 g.